Lena ist Single, arbeitet Vollzeit, hat eine kleine Wohnung und Freunde. Im Spiegel sieht sie eine Frau, die ihr Leben im Griff hat, könnte man meinen. Doch Lena verletzt sich selbst. Alkoholmissbrauch, Rasierklingen und ungeschützte Sexualakte mit Partybekanntschaften, bei denen sie die Liebe sucht, die sie sich allein nicht zu geben vermag, führen sie immer weiter in den Abgrund. Dazu kommen diese seltsamen Nachrichten von einem Fremden, der sie scheinbar besser versteht als sie sich selbst. Eine Geschichte voller emotionaler Bruchstücke, Puzzleteile scharfkantiger Gefühle, die dem Leser alle Facetten einer zersplitterten Lebensgeschichte widerspiegeln.

Original-Ausgabe erschienen im Januar 2021
bei Merlins Bookshop.

Korrektorat & Lektorat: Klarissa Klein,
Merlins Bookshop
Verlag: Merlins Bookshop, Inh. Dietmar Noss,
Waldstr. 22, 65626 Birlenbach

ISBN: 978-3962480493
Coverfoto: Adobe Stock
Druck: ARKA, arkadruk.pl, 43-400 Cieszyn

Borderline

- Scherben einer Persönlichkeit –

Martina Schwarz

Merlin´s Bookshop

Brennt!

Ich verbrenne innerlich, ein Buschfeuer der Vergeltung
Glutheisser Hass, rotgerändert, voller Wucht
Ich brenne die Brücken nieder

Versengte Sorgen, Asche auf eure Häupter
Wo mein Zorn lodert, wachsen keine Bäume
Ich töte alles ab

Ich bereite den Scheiterhaufen vor, zünde die Rache
Mein Schmelztegel läuft endlich über
In der Hitze des Gefechts

Meine Berührung zeichnet euch alle
Ich schreie meine Verzweiflung verqualmt ins Unterholz
Ich beschuldige euch lichterloh

Die Funken leuchten in der Dunkelheit der Hierarchie
Ihr seid der tropfende Brandbeschleuniger
Wer mit Feuer spielt…

Mein Flammenmeer zerstört die Welt, in der ich verdurste
Stumme Rauchzeichen bemerkt aber ignoriert
Ich schlage zurück mit tausend Grad Celsius

Für Schwabi

Inhalt

Prolog

Die Borderline-Persönlichkeitsstörung ist eine fiese und unverständliche Diagnose, die kaum ein gesunder Mitmensch verstehen kann. Selbst Fachpersonen tun sich schwer mit einer psychischen Krankheit, die aufgrund ihrer vielen Gesichter und Nebenschauplätze oft wie ein Auffangbecken für alles Undefinierbare scheint ... und teilweise sicher auch so genutzt wird.

Von Borderliner sagt man, sie seien jähzornig, manipulativ, extrem emotional, launisch und auch noch schlecht therapierbar, weil sie sich angeblich unkooperativ geben sollen. In Internetforen gibt es Selbsthilfegruppen für all die armen Teufel, die sich in einen Grenzwandler verliebt und mit diesem eine anhaltende Beziehung von stetig wechselnder Zuneigung und Entwertung erlebt haben und nun schwer geschädigt aus den Fängen dieser ach so bösen, kranken Person entkommen sind. Aber auch von kreativen Freigeistern ist die Rede; von Menschen, die ihrem Gegenüber durch reines Erspüren Bedürfnisse entlocken können und diese mit viel Hingabe erfüllen.

Es ist für Psychiater häufig schwer, zu erkennen, ob eine Borderline-Persönlichkeitsstörung vorliegt. Ärzte stellen die Diagnose oft anhand eines definierten Kriterienkataloges, der hilft, die Krankheit zu erkennen. Mindestens fünf der folgenden Kriterien müssen erfüllt sein: (lt. Wikipedia)

Hektisches Bemühen, tatsächliches oder vermutetes Verlassenwerden zu vermeiden.

Ein Muster instabiler und intensiver zwischenmenschlicher Beziehungen, das durch einen Wechsel zwischen den Extremen der Idealisierung und Entwertung gekennzeichnet ist.

Ausgeprägte und andauernde Instabilität des Selbstbildes oder der Selbstwahrnehmung.

Impulsivität in mindestens zwei potenziell selbstschädigenden Bereichen, z. B. Geldausgaben, Sexualität, Substanzmissbrauch, rücksichtsloses Fahren, „Essanfälle“.

Wiederholte suizidale Handlungen, Selbstmordandeutungen oder -drohungen oder Selbstverletzungsverhalten.

Affektive Instabilität infolge einer ausgeprägten Reaktivität der Stimmung, z. B. hochgradige episodische Misslaunigkeit (Dysphorie), Reizbarkeit oder Angst, wobei diese Verstimmungen gewöhnlich einige Stunden und nur selten mehr als einige Tage andauern.

Chronische Gefühle von Leere.

Unangemessene, heftige Wut oder Schwierigkeiten, die Wut zu kontrollieren, z. B. häufige Wutausbrüche, andauernde Wut, wiederholte körperliche Auseinandersetzungen.

Vorübergehende, durch Belastungen ausgelöste paranoide Vorstellungen oder schwere dissoziative Symptome.

Ein Leben als Grenzgänger ist ein Hindernislauf mit tiefen Wassergräben, hohen Hürden und schweißtreibenden Langstrecken, und immer mal wieder äußern sich die Strapazen des Laufes durch Verletzungen, Ermüdungsrisse und ungewollte Auszeiten. Der Sprint auf dieser inneren Rundbahn ist anstrengend, die körperlichen Limits werden ausgelotet, nicht selten ignoriert und dabei vollkommen überschritten. Stellen Sie sich vor, Ihr Konkurrent an diesem Wettkampf, der sich das Leben nennt, bestreitet dieselbe Distanz wie Sie, nur ohne Hindernisse. Kein Wunder, sprinten Ihnen die anderen Läufer nur so um die Ohren und lassen Sie – währenddessen mit den letzten Reserven kämpfend – weit hinten zurück. Zudem können Sie nicht anders, als hin und wieder verträumt die Blumen am Rand der roten Tartanbahn zu bewundern, sich schier unendlich an der duftenden Pracht zu erfreuen. Manchmal rennen Sie energiegeladen ein Stück mit dem Tempomacher mit, aber wenn dieser dann aus dem Wettkampf aussteigt, weil er seine Pflicht als Jagdhase erledigt hat, hinterlässt dieser Abschied bei Ihnen unvorstellbare Qualen. Man lässt Sie allein und damit motivationslos weiterkämpfen. Einen kurzen Moment klammern Sie sich an andere Läufer, um den Verlust des Tempomachers auszugleichen. Wenn aber auch diese überschnell weiterziehen, spotten Sie über Ihre schnelleren Mitstreiter, Sie lästern vor sich hin und entwerten die Trainingsfreundschaften, die Sie mit einigen Überholenden gepflegt hatten. Wenn Ihnen schlecht wird, weil Sie kräftemäßig übertreiben, machen Sie weiter. Wenn Sie endlich über die Ziellinie zum verdienten Auslaufen und Rasten spurten, stellt sich keine Freude über das Erreichte ein: Sie hätten schneller sein können, viel schneller, und dabei hätten Sie auch noch besser aussehen können. Ihre Lauftechnik war Mist, und Ihr Trikot ist zu eng, weil Sie zu fett sind. Statt sich ein wohltuendes isotonisches Getränk zu gönnen, zünden Sie eine Kippe an und überhäufen die eh bereits schmerzende Lunge mit Rauch und Teer ... Und danach drücken Sie die Kippe auf Ihrem Arm aus. Glücklich sind Sie nicht, eher enttäuscht und leer. Die Zuschauer, die Ihnen zujubeln und Ihnen für Ihre Leistung Respekt zollen, nehmen Sie nicht wahr. Sie nehmen sich selbst nicht wahr; wer sind Sie eigentlich, wie zum Teufel kommen Sie in dieses Leichtathletikstadion? Ihre Startnummer fühlt sich falsch an – als gehöre sie nicht zu Ihnen. Das Stadion ist fremd; Sie sind unsichtbar gefangen in einer Disziplin, die Ihnen noch nie zugesagt hat. Viel lieber würden Sie doch wandern gehen, im schönen Panorama der Alpen, ab und zu an einem Sandwich knabbern, sich ganz gemütlich und gemächlich durch das mitgebrachte Täschchen mit Proviant mampfen und im Schatten der Berge lustwandeln. Aber Sie müssen hungern und rennen. Wütend über ihre miserable Vorstellung auf der Laufbahn kicken Sie jähzornig und mit voller Wucht in die Werbetafeln, welche die Rennbahn säumen. Dabei brechen Sie sich den großen Zeh, was Sie aber nicht richtig wahrnehmen.

Sie nehmen sich vor, mehr zu üben, weniger zu essen, den Tempomacher zu daten und ihn nie wieder gehen zu lassen, mit ihm zu verschmelzen; Sie kündigen den Mitstreitern impulsiv und heftig zeternd die Freundschaft, weil diese Sie auf der Strecke überholt haben.

Und kaum wollen Sie vom Rampenlicht weg zur warmen Dusche, werden Sie erneut für ein

Rennen aufgestellt. Und schon sprinten Sie wieder, als wäre der Leibhaftige hinter Ihnen her, und wissen nicht, wie Sie die Hindernisse, die so hoch oder tief sind, überwinden können. Nun laufen Sie dehydriert, mit beginnenden Muskelzerrungen. Bald nach dem Start schon wieder Zieleinlauf, Endorphine, ambivalente Glücksgefühle und Geißelung zugleich. Und Schwupps, schon fällt wieder ein Startschuss, wobei Sie sehnlichst hoffen, dass die Pistole zum Auftakt des Rennens statt einer Kugel in die Luft eine in Ihren Kopf entlässt. Und Sie rennen ...

Lena rennt auch, durch die Nacht, durch unausstehliche Phasen des Selbsthasses, durch Affären, in denen sie sich manchmal als gesehen und manchmal unsichtbar missbraucht fühlt. Sie läuft durch ihre eigene Vergangenheit, die zu jederzeit ihre Gegenwart beeinflusst. Sie spurtet durch Erinnerungen, erklimmt neue Freuden und schwimmt in verschlammten Sinnlosigkeiten. Vereinzelt kann sie sich erlauben, einen Teil des Weges mit geliebten Freunden und Familie zu erkunden, dann wiederum hechelt sie sich einsam Meter um Meter einem verschwommen sichtbaren Ziel entgegen, welches sich unerreichbar wie eine Fata Morgana entfernt, je näher sie der vermeintlichen Oase kommt. Dann wird sie von einem Wadenkrampf zu Boden gestreckt, bleibt kraftlos liegen, bis sich eine fremde Hand hoffentlich zur Hilfe anbietet. Lena sprintet unkoordiniert und oft ungewollt, schon gar nicht tempomäßig kontrolliert. Ich freue mich sehr, dass Sie sich entschieden haben, Ihre Laufschuhe überzustülpen, sich in Ihr bequemes Sport-Tenue zu werfen und den beschwerlichen, schweißigen, fiktiven Run gänzlich untrainiert mit Lena zusammen zu bewältigen.

Danke.

Achtung, fertig, los.

Schüchterne Bürogedanken

Während Lena die Zahnräder konstruierte, welche die Maschinen später zur gewünschten Leistung zwingen würden, fanden ihre Gedanken erneut den Weg hinaus aus dem stickigen Büro und schwebten zu IHR. Pasquale war der Name von Cedrics Ex-Freundin, die Frau, mit der er acht Jahre seines Lebens in harmonischer, symbiotischer Liebe verbracht hatte. Pasquale! Der Name klang so feminin, leichtflüssig und chic, dass Lenas Magen sich schmerzhaft zusammenzog. Die unerwünschten Bauschmerzen konnten aber natürlich auch an den künstlich gesüßten Cassis-Bonbons liegen, die sie sich in ihrem Frust am Schreibtisch sitzend, tonnenweise reingepfiffen hatte. Der Bauch drückte schon voll gebläht gegen den Ledergurt, den sie bereits um ein Loch gelockert hatte. Hin und wieder konnte sie sich einer nervlich bedingten zuckenden Bewegung nicht verwehren, und ein unkontrollierter Furz entwich ihrem schwangeren Bonbon-Bauch. Immerhin waren die Lärmemissionen ihrer Gasentweichungen verhältnismäßig gering, was man von der geruchstechnischen Belastung nicht behaupten konnte. Verschämt schielte

Lena durch ihre zwei Bildschirme hindurch und hinüber zu ihrem Lehrling, der mit ihr das Büro im 1. OG des Maschinenbaubüros teilte. Hatte er ihre Ausdünstungen bemerkt, die so gar nicht zum ladyliken Image passten, das sich Lena neuerdings auferlegen wollte? Aber Hakan war wie immer zu sehr mit sich und seinem Smartphone beschäftigt, als dass er Lena und ihre Körpervorgänge hätte wahrnehmen können. Zumal sie mit ihrer Erscheinung und dem fortgeschrittenen Alter von vierunddreißig Jahren so gar nicht seinem Beuteschema entsprach. Mit ihrer Art und ihrem Äußeren fiel Lena einfach durch das Aufmerksamkeitsfeld des Jünglings hindurch, unbemerkt und leise wie eine Currywurst vorbei am hungrigen Vegetarier.

Ja, der Frust kämpfte sich mit dem Geschmack von Johannisbeeren durch Lenas Bauchgegend. Pasquale, die schöne, die intelligente, die junge, die gut gekleidete, die selbstbewusste Frau. Ein blonder Engel mit blauen Funkelaugen, mit der Figur eines zierlichen High-Fashion-Models, ein schützenswertes Geschöpf. Sie, Pasquale, hatte sich als Ärztin in Neonatologie ausbilden lassen und in Afrika bei Ärzten ohne Grenzen gedient. Also ehrlich, dagegen kommt doch niemand an; klarer Fall von Konkurrenzarschkarte! Lena war sich ihrer

Unzulänglichkeiten niemals mehr bewusst als jetzt, da sie sich in Selbstablehnung verlor und sich in diesem trüben Moment im gut besuchten Instagramprofil dieser Frau wiederfand. Kein Wunder, war Cedric nur an einem gelegentlichen platonischen Bierchen mit Lena interessiert und schien nicht gewillt, ihr mehr von seiner Zeit, geschweige denn seiner Liebe, schenken zu wollen. Für Cedric war sie der klassische Kumpel, eine Frau zum Lachen, sich freundschaftlich in die Schulter zu boxen oder Gettofaust-Gesten auszutauschen. Was für ein blöder Scheiß, diese Friendzone. Ungefähr alle zwei Monate, und immer auf Drängen Lenas hin, machten Cedric und sie ein Treffen aus, wobei Cedric meist in seiner Planung völlig zu war und nur Randzeiten unter der Woche für Lenas schmachtende Begehren freimachen konnte ... oder wollte. Für diese, oft sehr kurzfristigen Bierchen zu zweit, cancelte hingegen Lena alle ihre fix geplanten Termine, sagte guten Freunden ab, verschob wenn nötig die Erdkugel, um den Mann ihrer Träume zu sehen. Natürlich ließ sie dabei auch die eigenen wichtigen Rhythmen außer Acht: Zum Beispiel, dass sie unter der Woche meist früh zu Bett ging, weil sie sonst, aufgrund des Schlafmangels, eine unterirdisch tiefe Frustrationsgrenze erlangte und die Menschen um sich herum kaum mehr ertrug. Oder ihre Kalorienkontrolle, die ihr ein Gefühl der Stabilität verlieh – ein Schutz, der mit diesem unerlaubten Bier zwischen Montag und Freitag außer Gefecht gesetzt wurde. Sie fühlte sich danach immer mehrere Tage furchtbar fett und hasste sich dafür, die Beherrschung durch den Konsum eines oder mehrerer Malzgetränke für einen desinteressierten Buben aufgegeben und verloren zu haben. Lustig: Cedric prahlte immer damit, dass er sich möglichst viel Zeit freihalten würde, um spontane Dinge tun zu können. Er versicherte Lena mit fester Stimme, dass er auf keinen Fall Wochen im Voraus irgendwelche Dates aushandeln wollte. Wenn Lena sich dann nach unerträglichem Warten dazu durchrang, ihm eine Zusammenkunft vorzuschlagen, so war er immer mit Terminen, Freunden und Unternehmungen zugetackert bis zum Sankt-Nimmerleins-Tag. Was die Vermutung nahe legte, dass Cedric sehr wohl Pläne schmiedete und sich frühzeitig Platz reservieren konnte; nur wollte er dies eben nicht für Lena tun. Diese Erkenntnis schmerzte, machte wütend und hinterließ sichtbare Spuren von großzügiger Selbstentwertung. Vor jedem dieser Scheiß-Möchtegern-Rendezvous tanzten die Gedanken in Lenas Kopf Polka, hüpften lustig umher und hoben keck das Röckchen hoch. Was sollte sie bloß anziehen, damit er sie begehrenswert fand; was hatte sie letztens Lustiges erlebt, was sie ihm als amüsante Geschichte erzählen konnte? Denn er sollte sich ja amüsieren und auch merken, wie spannend und reich an Erlebnissen Lenas Leben war. Würde er sie berühren, würde er Sätze sagen und Dinge tun, die Grund zur Hoffnung gaben? Bestimmt würde sie es wieder total verkacken, es war ganz allein ihre Schuld, dass er nicht mehr als einen weiblichen Kumpel in ihr sah. Wie würde sie die wässerigen Wochen nach dem Treffen überstehen, ohne sich ständig jedes Detail, jedes Wort, jede Geste des Treffens wieder in Erinnerung rufen zu müssen? Es war eine Qual, eine Tortur, dieses Festhalten an einem Mann, der nicht bereit war, ihre unendlich hohen Erwartungen zu erfüllen: Lena zu vervollständigen, ihr einen Inhalt zu geben, wo sie sich doch vorkam wie ein Buch mit leeren Seiten. Alles, was Cedric ihr erzählte, seine Pläne und Abenteuer, googelte Lena hinterher ekstatisch, sie beschäftigte sich mit seinen dahingeplauderten Sätzen wie mit den Grundlagen einer Doktorarbeit. Sie schlug in Karten seine Reiseziele nach, informierte sich über die Lehrgänge, die er sich zu machen überlegte, eignete sich Wissen an über alle seine Aktivitäten bis ins kleinste Detail. Und dabei gab sich Lena gänzlich ungesehen selbst auf, verschwand in den Gedanken an und um Cedric, wurde verschluckt von seinem Universum, in welchem sie sich nicht zurechtfand und sich wie ein Eindringling vorkam. Es war alles so falsch.

Die gelegentlichen Wiedersehen mit diesem Mann waren von geringer Substanz, und Lena wusste es. Dennoch wollte sie mehr von ihm, so viel mehr, seit sie ihn vor einem Jahr während der Firmenfeier nach etlichen Gläsern Weißwein angepöbelt hatte. Betrunken wie Bauarbeiter im Pub am Freitagabend hatten sie sich im Dunkeln des leer stehenden Sitzungszimmers der Berner Filiale gefunden und geküsst, danach waren sie kurzerhand zusammen weitergezogen und bei Cedric zu Hause in seiner WG, resp. in seinem Bett gelandet. Eigentlich hatten sie sich vor dieser verhängnisvollen Büroparty nie gegenseitig bemerkt, zumal er erst seit wenigen Wochen und darüber hinaus nur als Aushilfe am Standort Bern seinen Dienst begonnen hatte. Lena hingegen arbeitete seit Jahren stabil, gewissenhaft und etwas angestaubt im familiären Bieler Tochterbüro des Berner Technikkonzerns. Cedrics Gesicht war mit den etwas schiefen Zähnen und den leicht abstehenden Ohren von einer seltsam einnehmenden Schönheit, Lena hatte sich sofort hingezogen gefühlt; hingezogen und in die Hölle verdammt.

Seine wunderschönen Prinzenzüge gaben leider schon kurz nach dem ersten gemeinsamen Sexerlebnis bereits Anlass für eifersüchtige Horrorfantasien seitens Lena. Cedric mit einer Jüngeren, Cedric mit einer fröhlichen, lebenslustigen Studentin, Cedric mit seinen Abertausenden Kolleginnen. In jener Nacht hatte er magische Sätze an Lena gerichtet, als sie sich bei seinen Berührungen etwas versteift hatte. «Du musst lernen zu vertrauen, Lena. Komm jetzt her meine Kleine, ich halte dich fest.»

Er fragte sie nach ihrer Nummer und versicherte ihr: «Natürlich sehen wir uns wieder, ich kanns kaum erwarten.»

Und für eine winzig kurze Zeitspanne hatte Lena Hoffnung gehabt, und sie verliebte sich Hals über Kopf. Sie hatte ihn zu ihrem Erlöser erkoren. Es folgten in der Abwärtsspirale dieser vergifteten Liebe noch haufenweise solcher Floskeln, die Lena immer für bare Münze nahm, mit denen sie ihre Träume fütterte. Es waren fiese Versprechungen, wie: *Ich melde mich sicher bei dir, ich bin kein Typ für One-Night-Stands*, oder auch *ich bin nicht bindungsunfähig, aber ich möchte noch etwas reisen und so, deswegen kann ich dir jetzt grade nicht zu viel versprechen, aber wir sehen uns ganz bestimmt bald wieder, Kleines* ... Aber es hatte nie an seinen Reisegelüsten gelegen, dass sich diese romantische Affäre in Rauch und Schwefel aufgelöst hatte und Rückstände einer Freundschaft zurückließen, die niemanden wirklich zufriedenstellten. Sie hatte sich damals, nach der ersten körperlichen Zusammenkunft, im Morgengrauen davongeschlichen, bevor er ihre Falten im Dämmerlicht und ihren mittlerweile üblen Mundgeruch nach all den Zigaretten bemerken konnte. Dagelassen hatte sie nur ihr Herz. Wie pathetisch, stupid und naiv. Aber wer konnte schon ahnen, welche endlose krankhafte Beschäftigung mit diesem Kerl dieser initialen Begegnung folgen würde. Es hätte auch anders, schöner enden können. Mit einem gegenseitigen Zugeständnis an Liebe und Treue.

Fuck!

Jaah, dachte Lena. Es klingt zuerst wie ein einmaliges Sexerlebnis. Aber nach dieser durchzechten lockeren Nacht entwickelte sich für einige Wochen ein, mit Koitus gespicktes Kumpelding mit Cedric. Sie waren noch einige Male in der Horizontalen gelandet, der Sex war erfüllend gewesen, in jeder Hinsicht, und Lena hatte sichtlich genießen und sich gehen lassen können. Sie hatten sich täglich Nachrichten geschrieben und auch einiges an Aktivitäten unternommen, eigentlich beinahe wie ein Pärchen, na ja, so quasi eine Prä-Pärchen-Beziehung halt. Aber dann begann Cedric plötzlich den Kontakt einzuschränken, fand, Lena wäre eine super Kollegin, aber er sähe nicht mehr in dieser Verbindung als eine freundschaftliche Fortsetzung des mittlerweile nur noch wöchentlich statt täglich stattfindenden Infoaustauschs per WhatsApp.

Am Boden der Tatsachen angelangt, oder hingeschmettert und ausgekotzt, begrub Lena all die schönen Hoffnungsträume vom großen Helfer, der sie befreien konnte aus der Einsamkeit und dem Selbsthass. Mit der narrativen Retrospektive der Erzählerstimme aus dem Off in Lenas Kopf klang das alles sehr melodramatisch, und sie empfand die Situation auch ganz genauso. Als furchtbar schlimm, demütigend und schmerzhaft. Der Liebeskummer hielt bis heute an. Und verdammt, masochistischerweise verabredete sich Lena immer wieder auf einen kleinen Umtrunk oder einen Spaziergang mit Cedric, wobei sie sich den Himmel auf Erden ersehnte, statt der jeweils zwei Stunden lockeren Plauderns. Wofür sie sich für alle Fälle, vollbepackt mit seufzenden Kleinmädchenträumen die Beine und die Intimzone rasierte, Parfum in unkontrollierten Mengen wie herbstlichen Sprühnebel auf ihrer Haut verteilte, die Augen dezent schminkte und sowieso alles versuchte, um Anziehungskraft, einen Kuss, eine Gefühlsregung bei Cedric zu provozieren. Irgendwie schaffte es Lena immer wieder, trotz der forschesten und deutlichen Zurückweisung ihrer

Avancen, irgendwo einen Fetzen Hoffnung zu bewahren. Hoffnung ist das Schlimmste überhaupt; Hoffnung ist der Kick in den Arsch, wenn man schon geprügelt auf dem Boden abnippelt. Meist schaute Cedric an den Treffen demonstrativ auf sein Mobiltelefon, und nach Ende der obligaten zwei Stunden verabschiedete er sich, gesättigt vom brüderlich unterhaltsamen Gespräch mit Lena. Denn er hatte natürlich jedes Mal danach noch etwas anderes vor ... und ließ Lena, wie ein eifersüchtiges Huhn ausgereifte Geschichten von anderen Frauen ausbrüten.

Wieso konnte sie sich nicht lösen von einem Kerl, der ihr immer wehtat, der ihr ganz klipp und klar sagte, dass sie niemals eine Beziehung auf Paarebene führen würden, der zudem einen Humor aufwies, den Lena nur beschränkt lustig fand, der keine Ziele im Leben hatte, prokrastinierte und sich auslebte, als sei er gerade eben aus dem Knast entlassen worden und seit Langem zum ersten Mal seine Freiheit genießen würde. Er war so schön, groß, stark und sexy. Sie hasste ihn, liebte ihn.

Nun ja, besser ein Spatz in der Wohnung als eine Taube auf dem Dach, oder wie hieß dieser beschissene Kalenderspruch, der eine Freundschaft gegenüber einer Liebesbeziehung anpries wie ein schlecht verkaufbares Restpostenprodukt im Supermarkt. Dämliche Lebensweisheiten – was nützten einem diese vermeintlich gescheiten Sätze, wenn der Bauch und der Kopf zwei unterschiedliche Sprachen zu sprechen schienen. Der Kummer um die immer wiederkehrende Zurückweisung schlich sich widerlich in Lenas Körper und Geist, wie die letzte bittere Galle, nachdem man sich schon zwei Stunden lang übergeben hatte. Sie checkte ihr Handy, gerade eben war Cedric online gewesen, ganze zehn Minuten lang hatte er sich im WhatsApp gewälzt und wohl fröhlich herumgezwinkert, ohne aber ihre Nachricht zu beantworten. Ihre Nachricht, an der sie mindestens zwei Tage lang gefeilt hatte, bis der richtige Humorgrad erreicht war, die beste Textlänge, das korrekte Maß an neckender Mädchenhaftigkeit, die schönsten Worte gewählt waren.

Hei Meister Cedi, wo drückst du dich denn so rum. Wie sieht's aus, mal wieder Lust und Zeit, um etwas trinken zu gehen. Immer der Nase nach, sag ich! Bis dann, Gruß Lena (die wie ein Vampir vor Sonnenlicht geschützt im Büro hockt.)

Sie wusste, irgendwann würde Cedric in der Öde seines Daseins seine Nachrichten durchsehen und dabei feststellen, dass er ihr der Höflichkeit halber noch eine Antwort schuldig war. In einer Minute wäre die einzeilige Antwort durch seine Finger eingetippt, verschickt und würde Lena in stundenlanges Grübeln, Zerpflücken und Hinterfragen versetzen. Manchmal schaffte sie es, den Kopf nach Erhalt einer Antwort seiner Majestät nüchtern zu halten, doch der Bauch machte sofort auf akute Magen-Darm-Grippe.

Sie hasste den toxischen Sinnestaumel, sie wollte sich nicht so fühlen wie gerade jetzt. So machtlos, hässlich, minderwertig und abgelehnt. Sie zupfte sich die zarte Kruste von der Wunde, die sie sich am Donnerstag hatte zufügen müssen. Es würde sicher eine Woche vergehen, bis sie dem fast frischen Schnitt Heilung erlauben konnte. Die Schmerzen und das konzentrierte Knibbeln erleichterten Lena etwas und entspannten ihren Kopf. Das amouröse Leiden schob sich hinter das brennende Ziepen, sanft, aber bestimmt zog sie an einem keck aufstehenden Hautfetzen und riss ihn unter heißen kurzen Qualen ab. Lena war sich voll und ganz bewusst, dass ihr keine Liebe zuteilwerden konnte. Von niemandem, denn sie war nicht liebenswert. Kein bisschen, sie fand sich einfach nur widerlich. Sie war ein unbemerkter brauner Fliegenschiss im pinkfarbenen Glanz des Universums.

Heute Abend aber würde sie im Klub Alkohol in rauen Mengen trinken, sich eine Zigarette nach der anderen anstecken, lasziv rauchend tanzen, sich die Welt zurecht saufen und ihrem Spiegelbild in der säuerlich nach Fäkalien riechenden WC-Anlage den Mittelfinger zeigen. Wer war schon Cedric. Irgendein bärtiger, anspruchsloser Typ würde ihr heute Nacht die Zuneigung spenden, nach der sie sich so quälend verzehrte.

Um die bekannte Leere, die Scham und den Selbstekel am Morgen danach würde Lena sich kümmern, wenn's so weit war.

Filmkritiker mit Krümelresten

«Hei Lena Süße, was denkst du, wer als Nächstes den Löffel abgibt?», rief Meli Lena mit ihrer rostigen Kettensägestimme aus der Küche der WG zu.

Melis etwas morbide Frage drang forsch und kompromisslos in Lenas Gehörgänge ein. Gerade ebenso, wie der Geruch angebratener Zwiebeln in ihre Nase schlüpfte und einen Dialog mit ihrem Magen auslöste. Lena schleuderte ihre ausgelatschten Sneakers in die Ecke der Garderobe und folgte in Socken mit regenbogenfarbenem Ringel-Muster den Kochdämpfen wie ferngesteuert zu ihrem Ursprung. Meli stand in Schlabberhose und XXL-Pullover am Herd und quetschte euphorisch den Inhalt der überladenen Knoblauchpresse in die Bratpfanne. Der Knoblauch ging sofort eine innige Bindung mit der zerlaufenen Butter sowie den Zwiebeln ein und umgarnte die Cherrytomaten mit dem vorhersehbaren Charme eines kubanischen Salsa-Tänzers.

«Na ja, Robert Redford oder Sean Connery würde ich mal so tippen», entgegnete Lena, nachdem sie Meli zur Begrüßung umarmt und den Weißwein in den überfüllten Kühlschrank gestellt hatte.

«Nein, wenn Robert Redford stirbt, muss ich weinen wie ein Baby», quakte Meli, die Augen gespielt schockiert aufgerissen wie Alex in *A Clockwork Orange* bei seiner ungewöhnlichen Anti-Gewalt-Behandlung. «Andererseits, wenn Redford ins Gras beißt, werden alle seine geilen Klassiker im Fernseher gesendet und wir können uns den sexy Cowboy geben, bis uns das Höschen platzt», kicherte Meli. Lena stimmte ins Gegacker ein.

Aus den Tiefen des dritten Zimmers blökte Rahel nun auch ihre Meinung zum Thema in Richtung Küche. «Also ich glaube ja, dass Maggie Smith demnächst ins Gras beißt. Und ich sage euch, das wird die Frauen der Schauspielerei zu hochtrabenden Twitter-Trauerkundgebungen ermutigen. Alle werden großartig ihr Beileid aussprechen und mit Zitaten um sich schmeißen, um sich durch gekünstelte Anteilnahme eine Scheibe des Ruhms abzuschneiden. Und nach drei, vier Tagen ist der Spuk vorbei, Maggie vergessen und der nächste Promi wird verenden und all den Narzissten eine Plattform geben, sich auf Kosten eines berühmten Ablebens mit dem Interesse der Welt zu bereichern.»

«Hört, hört», rief Meli und imitierte dabei die Stimme eines englischen Earls gekonnter als jeder Oxfordabsolvent.

Die Aussicht auf den Abend mit ihrer Intello-Filmgruppe gluckerte wie Kohlensäure aus Lenas Bauch herauf in ihren Kopf und sorgte dort für kribbelnde Vorfreude. Jeden ersten Samstag im Monat traf man sich in Melis WG in der Innenstadt, um Filme mit dem alten Beamer an die fleckige Wand des Altbauwohnzimmers zu projizieren. Mit viel, – oftmals zu viel – nahrungstechnischer Unterstützung verpflegt, schauten sie sich zu dritt Leinwandstreifen an und diskutierten lautstark über die oft etwas schrägen Handlungen der gewählten Klassiker und selbstverständlich auch über das Aussehen der Protagonisten. Die Gruppe durfte sich ungeniert der Bezeichnung Cineasten bedienen, mehr als hundert Filme aus aller Welt, Thematik und Filmepochen hatten sie sich schon zusammen angesehen. Zusammengekuschelt und wohl genährt wie ein frischer Wurf junger Karnickel.

An diesem Samstag flimmerte *Arizona Dreams* mit dem damals noch ganz jungen Johnny Depp in der Hauptrolle über die Tapete. Dazu wurden Spaghetti mit einer Soße aus so ziemlich allem, was der Kühlschrank beherbergt hatte, rumgereicht. Es wurde großzügig Käse über die vollen Teller mit Pasta gerieben und die Bäuche bis zum Bersten mit der heißen Köstlichkeit gefüllt.

Rahel grübelte laut vor sich hin, streckte sich dabei auf dem Ledersessel aus und zog den Elastikbund ihrer Pyjamahose in die Länge, um dem Teigwarenwanst den nötigen Freiraum zu gewähren. «Ich begreife nicht, wieso dieser Fisch immer durchs Bild schwebt, der Film ist echt ein wenig verstörend.»

Meli runzelte die Stirn, welche sich aber gleich wieder glättete. Melis Haut schien immun gegen Falten, und ihr Haar erstrahlte trotz der sechsunddreißig Lenze in sattem kastanienbraun. Während Meli nun ihre Ansichten formulierte, starrte Lena neiderfüllt auf Melis Teint und dachte an ihren eigenen rissigen Zitronenmund. Launisches Organ, ihre Haut, verknitterte Fältchen wie bei den Omas im Altersheim und dennoch jugendliche Pickel, die ihren Schokoladenkonsum und Dauerstress widerspiegelten. Müsste man Lenas Gesicht beschreiben, so würde man die Worte: *Verwelkte, streuseldekorierte Furchenlandschaft* wählen.

«Ja, find ich auch», klinkte sich Meli ins Gespräch ein, «aber die Filmmusik macht den Streifen irgendwie eingängig. Und ich mag, dass

Johnny mit dieser älteren Frau anbandelt, die so gar nicht dem RomCom-Babydoll-Klischee entspricht.»

«Ich fand den Schluss gut, ein düsterer, rauschender Sturm mit Bindfadenregen, und die junge jungfräuliche Geliebte begeht den zu hundertsten Mal angekündigten Suizid und ballert sich rabiat die Rübe weg. Kein dramatisches Schnibbeln der Pulsadern, schaumgeküsst in der Wanne, kein inszenierter Sprung vom meterhohen Wolkenkratzer mit ewig langer Fallszene und Erinnerungsrückblenden, einfach Mund auf, Stahl rein peng und fertig, tschüss.»

Etwas erstaunt über Lenas Ausbruch wurde sie von den anderen beiden gemustert.

«Lena, meine Liebe, hast du eventuell schlechte Laune oder woher kommt diese plötzliche Affinität zu Selbsttötungsschusswaffenszenen?»

Rahel wischte sich mit dem Pyjamaärmel letzte Krümel des Desserts vom Mundwinkel und beäugte Lena mit Neugierde und auch etwas Besorgnis im Blick. Sie streckte ihre Hand nach Lena aus und legte sie Lena sanft und auffordernd auf die Schulter.

«Na ja», begann Lena ihre Erklärung und konnte sich nicht wehren, dass sich ihre Augen plötzlich mit blöden, nichtsnutzigen Tränen füllten. «Dieser dämliche Cedric, ich habe mich in den Arsch verliebt. Aber es beruht ja nun mal nicht auf Gegenseitigkeit, wie wir ja schon zur Genüge diskutiert haben. Doch mein Kopf ist vergiftet von all den Gedanken an ihn, die Eifersucht frisst die komplette Rationalität aus meinem Hirn raus. Ich fühle mich wie ein Sklave meiner sinnlosen Gefühle und meines dummen, dummen Herzens. Es will einfach nicht begreifen, dass nichts draus wird, niemals. Allen Fakten zum Trotz hält mein Gemüt an dieser komischen, übrig gebliebenen Freundschaft fest, als würde sie mir Gutes tun.»

Rahel und Meli sahen sich wissend an, Meli robbte etwas schwerfällig zu Lena auf den Sitzsack rüber und streichelte ihr durchs dünne Haar.

«Liebeskummer ist scheiße, das ist er immer», flüsterte Meli in Lenas Ohr, ihr Atem roch dabei nach Knoblauch und Brownie, «und durch die Geschichte mit deinem Bruder kann ich verstehen, dass du Schwierigkeiten hast, dich von diesem Burschen zu lösen.»

«Ich bin ja kein Psychologe oder so, aber, dass der Tod deines Bruders einen Knacks in deinem System hinterlassen hat, ist ja nicht von der Hand zu weisen und durchaus verständlich.

Nun hast du Schwierigkeiten, wenn jemand dein Leben zu verlassen droht», brachte sich Rahel ein, während Lena schniefte, sich aufrichtete und wieder die gewohnt starke steife Haltung einnahm.

Eine Welle der Zuneigung für ihre kostbaren Freunde überflutete Lena, warm und geborgen drückte sie sich in Rahels und Melis Arme. Die überschwängliche Gruppenumarmung hatte nichts Sexuelles an sich, es war eine zarte, sehr echte Berührung, heilend und Mut machend. Lena schämte sich für ihre ewige miese Laune, ihre Trauermiene und ihre fiesen Gedanken. Für einen kurzen umgarnten Moment glaubte sie gar, die endlose Gefallsucht ablegen zu können. Die Suche nach männlicher Aufmerksamkeit aufgeben zu können und sich von den guten Ratschlägen der gestandenen Frauen im Raum bestechen zu lassen.

«Und ich verspreche dir etwas», ergänzte Meli in die Umarmung hinein, «du wirst dich wieder besser fühlen. Irgendwann geht der Schmerz vorbei.»

Aber er ging nicht vorbei, er blieb und wurde stärker. Unaushaltbar.

Papas Mädchen

Die ganze letzte Woche befand sich Lena in Katerstimmung. Der hartnäckige Liebeskummer nagte an ihr wie ein Hamster am Kornstängel, und das Telefon schwieg ihr höhnisch grinsend ins Gesicht. Lena hatte das dringende Bedürfnis, sich mit zufälligen Kerlen auszutauschen, mit einem männlichen Kontrahenten zu texten, einige ungesittete Nichtigkeiten und Belanglosigkeiten zu versenden und im Gegenzug anerkennende, anzügliche Worte zu erhalten, sich abzulenken, sich begehren zu lassen. Irgendwie fand sich Lena immer wieder in der Situation, dass sie versuchte, sich durch WhatsApp-Verkehr mit Jungs einen emotionalen Taschengeldbonus zu erzwingen. Wenn sich die Ereignisse in ihrem Leben mal wieder in schwarzgemalten Saltos überschlugen, sie die Vergangenheit rasant einholte oder aber die Gesamtsituation ihrer Existenz klar und unbefriedigend vor ihrem inneren Auge in der ersten Reihe Platz nahm, fühlte sie sich unbehütet, einsam und ungenügend. Dann war sie süchtig danach, einem Typen zu schreiben und sich von ihm die ersehnte Bestätigung einzuholen. Komplimente, die doch nie in ihr hängen blieben, weil ihr Selbsthass, ein stabiles Fangnetz für liebende Worte, immer wieder großzügig zerschnitt.

In ihr klaffte ein monströses, bodenloses Loch, nicht zu füllen, schon gar nicht durch diese unbefriedigenden Männergeschichten. Und doch schien Lena wieder und wieder auf dieses unbewehrte Betäubungsmittel zurückzugreifen. Sie ärgerte, ja ekelte sich über die doofen zweideutigen Lustbarkeiten, die ihr von sabbernden Buben offeriert wurden, und war doch unheilbar abhängig davon.

Sie war sich der meisten Seelenfakten bewusst, die zu diesem ungesunden Verhalten führten. Sie kannte die verschiedenen Hintergründe ihrer dranghaften Schwäche genau. Der Unfalltod des geliebten Bruders, der trunksüchtige, depressive Vater, die männerfressende Mutter ... Doch die tiefenpsychologischen Teile lösten ihre verankerten Zwänge nicht auf, in dem sie geschmeidig wie ein Puzzle ineinandergriffen und ein Bild darstellten. Das Wissen allein reichte nicht aus, etwas zu ändern, sie war vierunddreißig Jahre alt, und ihre Muster waren chronisch. Das ganze Bild zu sehen änderte am Gefühl nichts, im Gegenteil. Die Wolke aus Schwermut entleerte sich über ihr, ergoss sich monsunartig, verfickter Scheiß-

Petrus! War man denn eigentlich selbst schuld an den Dingen, die einem geschahen?

Gestern hatte sie ihren Vater besucht. Bereits beim Klingeln verkrampfte sich ihr Magen zu einem ausgewachsenen Seemannsknoten, Schiff ahoi, wieder mal über die Planke schlurfen, direkt in den Haifischschlund. In welcher Stimmung würde er sein, der Herr Papa?

Die Tür öffnete sich einen Spalt breit und die braunen, treuen Kuhaugen ihres Vaters lugten etwas verstört zum Türspalt hinaus. Obwohl die Augen ihres Bruders im Gegensatz zum Vater in eisigem Gletscherblau geglitzert hatten, so war doch der versunkene, bekümmerte Schimmer der gleiche gewesen.

«Hallo Papi, ich bin's, ich hab' seit zwei Wochen nichts von dir gehört und konnte nicht anders als dich kurz umarmen kommen. Wie gehts denn, läuft alles gut?»

Lena versuchte, ihre Stimme leicht und unbeschwert klingen zu lassen, und hoffte, dass ihre gute Laune, mochte sie auch nicht ganz so echt sein, auf ihren Vater übergehen würde. Ein kurzes Freudestrahlen erhellte seine feinen Züge und erlosch dann für einen Moment, bis sich ein ausgewachsenes Lächeln auf seinem grimmigen Gesicht breitmachen konnte. «Komm rein Lena, schön bist du da, ich hab' gar nicht aufgeräumt. Sieht schlimm aus hier drinnen, schau bitte nicht hin.»

Lena wusste nicht, ob er die Unordnung in der Wohnung meinte oder seinen geistigen Zustand. «Das ist mir doch wurscht», schmunzelte Lena aufgesetzt, drückte ihren Vater in einer liebevollen Umarmung fest an sich und atmete seinen Duft ein. Er roch so gut nach Papi, einst hatte dieser Geruch in ihr ein Gefühl der Sicherheit ausgelöst. Ihr starker Beschützer, der viel zitierte Fels in der Brandung, der heroische Übermann. Nun fühlte er sich zerbrechlich an in ihren Armen, viel zu zart und knochig. So als hätte sich das Blatt gewendet, so als wäre die Rolle des unbesiegbaren Superhelden auf Lena übergegangen.

Lena dachte sich unwillkürlich, dass sie dann wohl unter den Comic-Helden eher als böser Joker denn als Wonder Woman durchs Leben schritt, jedenfalls erschien ihr jegliche Handlung und Berechtigung ihres Daseins als schlechter Witz, Schenkelklopfer eines Tetraplegikers (Eine Form der Querschnittlähmung, bei der alle vier Gliedmaßen, also sowohl Beine als auch Arme, betroffen sind). Der Vater führte Lena in seine kleine Kellerwohnung hinein und offerierte ihr einen Kaffee, den Lena dankend –

ohne Zucker und Milch – annahm, und sogleich ihre Hände an der heißen Tasse aufwärmte. Der Herbst hatte seine klammen Fingerchen ausgestreckt, draußen wurde das Wetter immer garstiger, es regnete in Strömen, und wäre man im Freien, würde man innerhalb Sekunden völlig durchnässt.

«Na erzähl schon, wie gehts dir? Habt ihr es gut, du und deine Gisela?»

Gisela war die On-Off-Freundin von Lenas Vater. Eine kleine, etwas pummelige Frau mit teigigem Gesicht und Knubbelnase, die nie zu wissen schien, was sie von einem Partner erwarten wollte und daher einfach mal mindestens die ganze Welt erwartete. Lena wusste zu gut, dass ihr Vater aus Angst des Verlassenwerdens immer wieder auf Biegen und Brechen versuchte, genau diese unmöglichen Ansprüche von Gisela zu erfüllen und daran grandios scheiterte. Dann zoffte sich das Paar, Gisela schimpfte ihren Partner aufs Übelste aus, wobei Schlappschwanz, Säufer oder Nichtsnutz noch zu den harmloseren Verunglimpfungen gehörte. Ihr Vater wehrte sich nicht gegen diese verbalen Gewaltattacken, er öffnete sich ein Bier ums andere und flüchtete sich stumm in seinen Kopf, ließ Giselas unzufriedene Schimpftirade über sich ergehen, ohne den kleinsten Widerstand zu leisten. Wieso blieben Paare zusammen, wenn sie sich nur Schaden zufügen wollten? Masochismus, Angst, Abhängigkeiten? Lena schwor sich erneut, niemals eine solche Beziehung einzugehen, und überkreuzte die Finger, als sie dabei an Friendzone Cedric dachte.

«Ach weißt du», holte der Vater nun zu einem weiteren unvermeidbaren Lamento aus, das Lena eigentlich nicht hören mochte.

Die jammernden Schilderungen waren vorhersehbar, es würde wieder endlose Aufmunterungsversuche ihrerseits benötigen, die ihren Vater aber doch nicht in seiner depressiven Verstimmung erreichen konnte.

«Gisela und ich sind ja neulich essen gegangen, beim Italiener du weißt schon, ich wollte ihr eine Freude machen und hab' sie eingeladen. Angefangen hat der Abend eigentlich sehr nett, wir haben geredet, gelacht, und Gisela war sehr anhänglich und anschmiegsam. Hat sich gut angefühlt, sie berühren zu dürfen und ein bisschen zu schmusen. Immer wieder hat sie ihre Hand auf meine gelegt und mir gesagt, dass sie mich liebt und ich der Mann bin, mit dem sie bis ans Ende des Lebens gehen will. Ich sag dir Lena, das ging mir runter wie Öl, hab' mich lange nicht mehr so gut gefühlt. Aber dann, als der Kellner die Weinbestellung aufnehmen wollte, hab' ich einen Fehler gemacht und Weißwein bestellt, obwohl Gisela den gar nicht mag. Deine Mutter hat immer Weißwein haben wollen und für eine Millisekunde ist mir dies entfallen. Danach war es aus mit der guten Laune. Gisela war sofort eingeschnappt, warf mir vor, sie absichtlich zu blamieren, indem ich ihre und die Vorlieben deiner Mutter verwechseln würde. Sie hat das Essen nicht mehr angerührt und gesagt ihre wäre schlecht. Sie hat den ganzen Abend rumgeschmollt und ist danach zu sich nach Hause gefahren, weil sie Abstand benötige. Das hat sie jedenfalls so gesagt. Dann haben wir die halbe Nacht über WhatsApp gestritten, böse, gemeine Sachen geschrieben. Oh Lena, immer mach' ich alles falsch, ich bin einfach nicht Manns genug für Gisela, kann sie nicht glücklich machen. Ich kann sie schon verstehen, ich bin ein verkorkstes Bisschen von einem Mann. Jeder andere könnte ihr mehr bieten als ich. Die Eifersucht wütet in mir. Immer habe ich Angst, dass sie einen Besseren findet als mich und dann abhaut. Sie hat mir erzählt, ihr Ex-Freund hätte ihr immer so kleine Überraschungen zugesteckt, Blumen, einen Anhänger für ihr Armband, oder er habe spontane Reisen geplant. Lena, ich bin überhaupt nicht spontan! Reisen organisieren macht mir Angst und meine kleinen Geschenke gehen immer nach hinten los.

So wie die Pralinen von letzter Woche, die hat sie verächtlich in den Vorratsschrank verfrachtet und mich darauf hingewiesen, dass sie weder gerne Schokolade möge, noch will sie so dick werden wie deine Mutter. Sie lasse sich nicht mästen und verwüsten, wie ich's bei deiner Mutter geschafft hätte. Lena, ich tauge einfach nichts, ich bin nichts wert. Manchmal denke ich, es wäre besser, einfach den Strick zu nehmen.»

Das Wehklagen war Lena bekannt: Gisela, davor Julia, und vor dieser war ihre Mutter der Inbegriff der Unzufriedenheit gewesen. Immer ging es um eine Frau und darum, dass der Vater sich in Anbetracht der schwächelnden Romanze mit Schuldgedanken eindeckte und mit Suizidfantasien beschäftigte. Sie kannte dieses Gerede zu Genüge, und doch löste es jedes Mal von Neuem einen heißen Schub der Angst in ihrem Bauch aus. Der Kaffee schmeckte mit einem Mal zu bitter, ihr wollenes Halstuch engte sie ein, kratzte, und die Luft im Raum schien nie so stickig und abgestanden wie in diesen Minuten. Für einen klitzekleinen Moment überlegte Lena, die Beine in die Hand zu nehmen und diesem ewiggleichen Drama so hastig zu entfliehen, als wäre der Teufel des Fegefeuers hinter ihr her. Es würde ihren Vater jedoch nur kränken, Lena wollte ihn nicht noch einsamer machen und ihn mit seinen Ängsten allein lassen, die Verantwortung drückte wie ein Stein im Schuh. Ruckedigu, Blut ist im Schuh, dachte Lena und unterdrückte ein aufkeimendes hysterisches Kichern. Aber dann fasste sie sich wieder, atmete durch und startete ihre übliche Laientherapiestunde. Baute den Vater auf, erzählte ihm von Bekannten, die schlimme Trennungen erlebt hätten und nach einigem Schmerz zurück ins Leben fanden. Zum hundertsten Mal empfahl sie dem Vater, sich professionelle Hilfe zu suchen, evtl. sogar eine Medikation, Psychopharmaka zu verlangen. Nur damit er wieder etwas an Boden gewinne und etwas mehr Selbstvertrauen.

«Schau Papa, Gisela ist sicher kein böser Mensch, aber ihr schadet euch so sehr. Denkst du nicht, es wäre an der Zeit, deine Gesundheit und dein Wohlbefinden in den Vordergrund zu rücken? Ich sehe dich nur noch traurig und bedrückt, du machst mir Angst Papa. Reto ist bereits gestorben, ich will dich nicht auch noch verlieren.»

Und während Lena auf ihren Vater einredete, verspürte sie die aufsprudelnde Panik in ihren Eingeweiden rumtoben. Was, wenn ihr Papi wirklich plötzlich und vorsätzlich aus dem Leben verschwinden würde? Sie erinnerte sich noch zu gut an diese fiese Ohnmacht nach dem

Tod ihres Bruders, es hatte die eh schon belastete Familie zerrissen. Der ungewollte Abschied hatte Lena zu Boden geworfen, genau wie ihre Eltern, keiner konnte den anderen durch dieses Trauma hindurch trösten. Jeder für sich, in nässende Stücke gerupft, ausgespuckt, unendlich traurig. Sie wollte diesen Mist nicht erneut verkraften müssen, das schaffte sie nie im Leben. Und darum schwatzte sie auf ihren Vater ein und versprach ihm Wendungen, Besserung, Aufstieg, Glück und Liebe – im Wissen, dass es dafür keine Garantien gab. Ihr Vater nickte nur ab und an und nahm sich ein weiteres Bier.

«Wie viel hast du eigentlich heute schon getrunken, Papa? Meinst du nicht, es wäre besser, auf den Alkohol zu verzichten, in deinem Zustand?»

Lena bemerkte besorgt, wie seine Hand die Bierflasche zittrig, aber gierig zum Mund führte.

«Lass mich Lena, ich bin hier nicht das Kind. Ich bin der Papa und du die Tochter, du hast mir nichts vorzuschreiben. Ich bin vielleicht ein Nichts, aber das Bierchen lass ich mir nicht nehmen.»

So lang sich Lena zurückerinnern konnte, hatte ihr Vater immer zum Alkohol gegriffen, wenn die Dinge einen ungewollten Verlauf nahmen. Auch damals, als ihre Mutter diese vielen Affären ausgelebt hatte, als sie die ganze Familie belog und betrog und sich zu diesen Arbeitskollegen, Bekanntschaften und Tennislehrern schlich, um sich aus der Ernsthaftigkeit ihrer Vita hinaus zu vergnügen. Ein Tennislehrer, was für ein blödes Klischee! Lena erschauderte angewidert bei diesem Rückblick. Bei all diesen Eskapaden hatte ihr Vater zugeschaut, sich Stück für Stück in sich selbst zurückgezogen und getrunken, getrunken, getrunken. Er wurde nie jähzornig nach seinen Biergelagen, aber furchtbar abweisend, und Lena verschwand dann immer mirakulös aus dem alkoholgeschwängerten Sichtfeld ihres Vaters, driftete von ihm fort, wurde von ihm nicht mehr wahrgenommen, ein Phantom in der Tristesse der elterlichen 60er-Jahre-möblierten Mietwohnung.

In dieser kriegsähnlichen Trennungs- und Scheidungszeit der Eltern war nur ihr Bruder wirklich da gewesen und sorgte sich im Chaos der pubertierenden Eheleute um Lena. Er war immer der Leim gewesen, der die Familie zusammengehalten hatte. Nun, im Angesicht der vermehrten Trinkerei des Vaters und der für immer bleibenden Abwesenheit des Bruders, fühlte sich Lena mehr denn je unsichtbar.

«Und wie läuft die Arbeit Papa? Hast du den Garten der Widmers gestaltet, drüben bei der alten Unterführung? Sieht wunderschön aus, mit all diesen chinesischen Purpurrosen und dem Koi-Teich. Sag, schwimmen da echte Kois?», schmeichelte Lena ihrem Vater, wechselte unbewusst und geschickt das Thema.

«Gelernt ist gelernt, nicht wahr?»

Der Vater ging glücklicherweise darauf ein, denn sein Posten als leitender Landschaftsarchitekt bei der Großgärtnerei des Dorfes war seine Passion und das einzige Talent, das er sich ungeschminkt eingestehen konnte.

«Schön, nicht? War viel Arbeit, das Team und ich haben uns die Hände wund geschuftet, aber es hat sich gelohnt. Mir geht jedes Mal das Herz auf, wenn ich nun bei den Widmers vorbeifahre! Und wie gehts dir eigentlich so Lena? Hast du diese Maschinengeschichte fertiggezeichnet? Also ich begreife bis heute nicht ganz, was du eigentlich den ganzen Tag machst in deinem Büro oder was dein Job beinhaltet.»

Lena, froh um die Wendung des Gesprächs, erzählte ausschmückend von ihrem Projekt und redete sogar ein wenig davon, dass auch sie etwas Liebeskummer zu schlucken hatte. Sie berichtete von ihrem Azubi, der sie manchmal mit seinem übertriebenen Selfie-Wahn erboste, und versuchte, dem Vater mit ihren Ausführungen sowohl ein Lächeln als auch eine väterliche Aufmunterung zu entlocken. Was ihr gelang, ein hartes Stück Arbeit und ein kleiner Sieg gegen das Leben, das so oft einfach ein dämliches Arschloch zu sein schien. Lena und ihr Vater schwelgten noch einem Moment in Erinnerungen über Reto.

«Weißt du noch Papa, wie er damals an Ostern all diese Eier gegessen hat, und ihm beim Ausflug zum Murtensee schlecht wurde? Immer hat er sich all den Mist reingestopft, verfressen wie sonst keiner. Du hast noch extra an der Raststätte angehalten, damit Reto, der schon ganz grün im Gesicht war, die Toilette aufsuchen konnte. Er hat die Autotür aufgemacht, eines seiner endlos langen Giraffenbeine war schon draußen und da ...»

«... hat er doch noch ins Auto gekotzt, haha, man hat das gestunken!», beendete der Vater die bereits hundert Mal erzählte Story. Sie brachen beide in wehmütiges Gelächter aus und waren sich kurz ganz nah, verbunden im gemeinsam Erlebten.

«So Paps, ich muss, Meli, also Melanie wartet. Ich hab' mich mit ihr noch auf einen kleinen Gin im Rössli verabredet. Mach keinen

Scheiß bitte und denk daran, du bist ein Kämpfer. Versprich es mir Papa. Und trink nicht zu viel, du weißt, dass es dich nur runterzieht.»

Ihr Vater stand auf. «Na dann genieße die Zeit mit deiner Kollegin, ich hab' ja eben selber keine Freunde, aber was solls.»

Lena ignorierte das Gesagte, setzte eine strenge Mine auf und küsste ihren Vater auf die schlecht rasierte Wange. Als sie in die Abenddämmerung hinaustrat, atmete sie einmal tief und fest den vertrauten Nebel-Zuckerrübengeruch des Seenländer Herbstes ein und zückte ihr Mobiltelefon. Nach den kräfteraubenden Besuchen bei ihrem Vater fühlte sie sich immer wie ausgewrungen, gerade so als wäre sie ein Putzlumpen, mit dem man die Kotze der letzten Partygäste von der Tanzfläche gewischt hatte. Sie öffnete WhatsApp und schickte, ohne sich dessen voll bewusst zu sein, eine Nachricht an Joe. *Hei, wie gehts dir?*

Bei Joe musste sie sich im Gegensatz zu Cedric nicht anstrengen und einen wohlüberlegten Text verfassen, da seine Antwort sowieso meist nur *easy* oder *yeah voll gut* war. Joe reihte sich nicht unter den Nobelpreisträgern ein, weder in Physik noch in sozialen Gebieten. Erwartungen in Sachen Liebe und Empathie durfte sie bei Joe keine hegen. Er war ein Fickfreund, ein Spielgefährte, der mit seinem Penis die ganze kleine Welt, in der er lebte, zu beherrschen versuchte und Lena ab und an auf eine Runde *Spaß* traf. Und obwohl die Fronten damit geklärt waren, ertappte sich Lena doch immer wieder dabei, wie sie zu viel von sich preisgab, sich vor Joe nicht nur wörtlich, sondern auch im übertragenen Sinne entblößte. Joe interessierte sich einen Scheiß für Lenas traurige Verstimmungen, oder für ihre energiezehrenden Besuche bei ihrem Vater. Joe sah nur Lenas Möse und ab und an ihr Arschloch. Lena hasste sich dafür, den Unterschied zwischen simpler körperlicher Begierde und echter Zuneigung nicht verinnerlichen zu können. Auch Analsex mochte sie nicht, aber für Joes Anerkennung und einen Moment des Nichtalleinseins tat sie einiges. Er benutzte sie, und Lena ließ es zu, um wenigsten etwas Nähe zu ergattern, im Wissen, dass sie sich nach jedem dreckigen Sextreffen schmutziger, einsamer und wertloser denn je fühlen würde.

Während sie also Joe antextete, bemerkte sie auf einmal, wie ihr etwas heiß und flüssig ins Höschen entwischte. Verdammt, dachte Lena, wie kann es sein, dass ich mit 34 Jahren noch immer von meiner Periode überrascht werde und nicht mal Reservestopfmaterial dabei hab', um den doofen Fluss zu stoppen. Aber dann befand sie mit dem üblichen Galgenhumor, dass so immerhin etwas reibungslos laufen würde in ihrem Leben. Zu Hause angelangt, erlag Lena einem spontanen Heulkrampf, alles tat ihr weh. Sie konnte diese blöden Tränen nicht aufhalten, und so entledigte sie sich oben und unten der liquiden Materie, harmonische Synchron-Entleerung, braunschmieriges Blut und salzig-süße Tränen. 1 A Performance, keinen Abzug in T- und P-Note, Platz eins der Loser-Olympiade! Inmitten dieses Fiaskos antwortete Joe auf ihre Nachricht:

Hei, läuft bei mir, Bock? Hätte grad Lust!

Lena ließ sich in ihrer Weltuntergangsorgie hinreißen, sich von Joe etwas mitfühlende Worte zu erhoffen und textete:

Mir gehts grad nicht so gut, paar familiäre Probleme. Und ich hab' meine Tage. Magst du morgen trotzdem was machen?

Joe schrieb ihr schneller als erwartet zurück.

Nee, lass mal.

Jeder hat Probleme, stell dich nicht so an. Und außerdem macht der Fick keinen Spaß, wenn du nur ein Loch frei hast. Schreib mir, wenn dein Weiberzeugs durch ist!

Es war ein Schlag mitten in die verheulte Fresse. Statt dem Jüngelchen mal was von Knigge und Manieren zu geigen säuselte Lena devot zurück:

Ja, entschuldige Joe, du hast recht. Ich melde mich, wenn die lästige Frauengeschichte vorbei ist.

Dann fügte sie einen lasziv zwinkernden Smiley am Ende der Nachricht an, obwohl ihr eigentlich mehr nach dem Emoji mit der Pistole war. Ein Schuss zwischen Joes Augen, so kalt und herzlos wie ein Erschießungskommando im Zweiten Weltkrieg. Ene mene Muu und raus bist du, ich brauch dich nicht Joe.

Aber Lena wusste genau, sie würde Joe erneut an ihre Pussy lassen.

Balancefreier Tanzbeinschwung

Endlich sprang die Uhr an der unteren rechten Ecke am Bildschirm auf halb fünf Uhr. Fertig gearbeitet für heute. Lena hatte schon den ganzen Tag unkonzentriert und unproduktiv in ihren Computer gestarrt und nichts von dem geschafft, was auf ihrer ellenlangen To-do-Liste stand. Eigentlich war die ganze Woche so abgelaufen, aber sie log dem Chef ebenso Strebsamkeit und Arbeitswillen vor wie sich selbst. Hin und wieder überprüfte sie Cedrics Facebook-Account auf neue weibliche Freundschaften und quälte sich mit den neusten Bikinifotos vom Mauritiustrip seiner Ex auf Instagram. Für die blonde Engelsmähne der bildhübschen Pasquale hätte Lena locker einen Massenmord begangen. Na ja, in Gedanken war sie sowieso schon tausendfach Amok gelaufen, zum Glück konnte niemand direkt in ihren Kopf sehen, man würde sie wohl für immer in der geschlossenen Psychiatrie verwahren. Diese Vorstellung war – bis auf den ewigen Freiheitsentzug – gar nicht so schlecht, ja sogar verlockend. Den ganzen Tag behütet und umsorgt vor sich hindösen, zugeballert und sediert von heftigen Medikamenten, nichts fühlen nur fressen und meditativ-monotone Beschäftigungstherapien durchlaufen. Doch Lenas Routine sah anders aus. Wenn sie morgens müde und mit verquollenen Schweinsaugen im Zug zur Arbeit fuhr, stieg die unaufhaltsame Wut in ihr auf. All diese aufgemotzten Weiber überall am Bahnsteig, all diese männlichen, makellosen Poser mit zum Dutt geformtem Haar, diese arroganten Wesen, die jegliche Aufmerksamkeit und Jugend für sich beanspruchten, all diese Schönheiten, die mit Pfirsichhaut gesegnet, naiv durch den Bahnhof schwebten, all diese lockerleichten Vanilleparfum-Schnecken, die mit ihren betörenden Blicken die Luft elektrisierten, all diese knusprigen Mittzwanziger-Typen, die sich auf ihren modischen Sneakers nach den besagten Vanillepuppen umdrehten und dabei Lena ungestüm und abgelenkt von all dem Zauber überrannten und nicht mal eine Entschuldigung artikulieren konnten. Lena spürte, wie sie völlig entrückt, in dieser ÖV-Population, zur imaginären Maschinenpistole griff. Rätätätä peng! Ihr Scheißwichser, ihr seid alle tot, tot, hahaha. Natürlich wusste Lena, dass sich hinter der schönsten Modelvisage eine trostlose, ja höchst dramatische Lebensgeschichte verstecken konnte. Dass sie nicht die Einzige war, die sich in der Menge quälte. Ihr war bewusst, dass sie beim unkontrollierten Ausleben ihres Zorns nur der eigenen Unsicherheit Platz einräumen und damit ihr Neid nicht geringer werden würde, wenn sie unschuldige Mitmenschen auf bestialische Weise durchlöcherte. Und doch konnte sie die morgendlichen Hassträume nicht eindämmen. Und wenn sie, so wie heute im Büro, auf den sozialen Plattformen, noch auf die klassischen Aristokratenzüge der Ex ihres unerreichbaren Märchenprinzen Cedric starren musste, wünschte sie sich einen Atompilz inmitten ihrer Brust. Aber Cedric würde nie ihr Ritter in weißer Rüstung werden; er würde sie weder beschützen noch behutsam an seine starke Brust drücken. Auf ihre Nachrichten antwortete er, wenn überhaupt, einsilbig und nicht selten etwas abweisend. Genau das schleuderte Lena oft nur noch tiefer in den Schlund der Gier nach Zuspruch. Er fragte nie weiter nach, wie es ihr ergangen war bei ihren elterlichen Besuchen, obwohl er von ihren Nöten wusste. Er dachte nie einfach so mal im Alltag an sie, bestärkte sie nicht auf der Suche nach Lebensmut, erkannte nicht das Heimweh nach ihrem Bruder. Lena fiel bei Cedric ganz einfach durch jegliche Hirnwindungen hindurch. Das passierte Lena dem Anschein nach bei allen Männern, die sie nicht nur unter ihre Bettdecke, sondern auch in ihren Kopf und Brustkorb ließ.

Wem konnte man einen Vorwurf machen? Liebe nicht erwidern zu können ist nun mal kein Strafbestand, in keinem Rechtssystem der Welt. Gefühle erzwingen stand seit jeher auf der großen Liste der Alchemisten, grade neben der magischen Umwandlung von Stroh zu Gold. Was nicht sein soll, ist nicht zu ändern. Lena würde also selbst in die Rüstung schlüpfen müssen, sich auf in die Schlacht machen, für sich selbst kämpfen und danach auf ihrem Kamel (für den exotischen Touch, ein bisschen schwarzer Humor musste in dieser Situation schon sein) in den Sonnenuntergang reiten. Bevor sie mitten im Büro einem Weinanfall verfiel, straffte sie die Schultern und fuhr ihren Computer runter. Egal, heute Abend war Tanzen angesagt. Rösslifest in Bern, trinken, feiern, lachen und noch mehr trinken. Ihr Outfit hatte Lena sich schon seit Tagen in ihrem Kopf zurechtgelegt, und der Weißwein lagerte kühl und verführerisch für das Apéro-Vorfestgelage bei Meli im Kühlschrank. Mit hastigen Schritten und flüchtigen Abschiedsworten verließ sie ihr Büro Richtung Zug, weg von der Maloche und hinein in die zwei Tage Sündenpfuhl und Chaos des Wochenendes.

Im Zug nach Hause ignorierte Lena mit aller Kraft die asiatische Frau, die Lena gegenübersaß und ihren Apfel so geräuschvoll aß, als wollte sie damit eine Lawine im Berner Oberland auslösen. Lena hasste Kaugeräusche oder nervöse Finger, die einen undefinierbaren Rhythmus tippten oder Tastentöne beim Telefon ihrer Mitreisenden. Wie kam es, dass diese Menschen sich nicht schämten, andere mit ihrem Leben zu belästigen. Konnte denn nur Lena das Bedürfnis haben, im Sitz der Bahn einzutauchen und für die 20-minütige Heimreise im Polster des Sitzes zu verschwinden? Kurz dachte sie darüber nach, ihrem vis-à-vis die sündige Frucht mit einem Horrorfilmlachen aus der Hand zu schlagen und der Frau ins Gesicht zu spucken. Der Drang erschien ihr einen Moment lang beinahe übermächtig, aber dann stöpselte Lena ihre Kopfhörer in die Ohrmuschel und dröhnte sich mit schrammenden Bässen zu. Sie lenkte ihre Aufmerksamkeit mit aller Macht auf die letzten Seiten ihres Pendlerromans, der Schachnovelle von Stefan Zweig. Die verstörende Geschichte eines Mannes, der in Einzelhaft im Zweiten Weltkrieg aus Einsamkeit heraus beginnt, gegen sich selbst Schach zu spielen. Bis er schlussendlich seine Persönlichkeit zur Spaltung bringt und glaubt, ein reales Gegenüber zu haben. Lena wünschte sich, sie könnte auch dissoziieren, sie wäre ihre beste Freundin, ihr eigener Lover; praktische Vorstellung. Wenn auch etwas schockierend. Zu Hause ließ sie das Abendessen sausen, in Anbetracht der kalorienhaltigen Alkoholgetränke, die sie am Abend konsumieren wollte. Alles geht schließlich nicht. Figur, Rausch, Genuss. Man konnte nicht alles haben, die Schokolade und die Taille.

Sie zwängte sich in die enge Hose, zog ihr schwarzes Shirt mit dem verheißungsvollen Ausschnitt über und schminkte sich dezent, aber so wirkungsvoll wie nur möglich. Ihre allmählich vermehrt auftretenden Falten lachten ihr fies aus dem Spiegel entgegen. Überhaupt sah sie beschissen aus, fahl, fett, wie ein Naturquark mit zwei Dingern, die aussahen wie Augen, aber rot unterlaufenen Maraschinokirschen ähnelten. Einen kurzen Augenblick kroch ihr die Scham über die ewig gleichen narzisstischen Egoschwierigkeiten in die Glieder. Was waren schon diese Wohlstandsproblemchen, wenn an anderen Orten hungernde Kinder ums Überleben kämpften, oder in Kriegsgebieten die ganze Familie zerbombt wurde und man auf sich allein gestellt zum Flüchtling wurde, sich dem Fremdenhass ausgesetzt durch die eigene Unkenntnis gegenüber einer völlig neuen Umgebung und Kultur schlängeln musste. Nur konnte Lena halt nicht in eine andere Welt als ihre reinschlüpfen und wurde daher nur von den eigenen Leiden getroffen und von einer Welle des Selbstmitleids überschüttet.

Es war ja nicht so, als wäre alles, was ihr widerfuhr, nur böse, schlecht und dramatisch. Vor wenigen Monaten hatte sie drei herrliche Ferienwochen in Finnland verbracht, mit Meli und Janine. Eine richtige Weiberauszeit inklusive Freiluftwandern, Shopping, gutem Essen und Trinken und sogar hier und da einen kleinen unbedeutenden Flirt mit einem Einheimischen. Es war absolut wundervoll gewesen, sie hatten Spaß gehabt, so viel erlebt. Es würde noch Monate dauern, bis Lena, die solche Abenteuer wie in einem Kuhmagen verarbeitete, alles wiedergekäut und verdaut haben würde. Nur manchmal wünschte sie sich, all diese Räuberanekdoten, die ihr dort weit weg von allen heimischen Mühen widerfahren waren, Cedric erzählen zu können. Da! Schon schlich sich der Blödmann wieder in ihre Gegenwart. Natürlich hatte sie in den Ferien versucht, ganz Seemann, den Eisberg (wie passend für die merklich abgekühlte Sache mit Cedric) zu umschiffen. Anstatt Herzbuben-Cedric Feriennachrichten per WhatsApp zu schicken, schrieb sie ihren Freunden und den Eltern Karten und SMS von aufregenden Geschehnissen fernab der Heimat, aber die Befriedigung hatte sich nicht einstellen wollen. Jedenfalls nicht im selben Ausmaß, als würde sie einen Typen anschreiben, mit dem sie auch eine körperliche Ebene verband. Diese immense Macht, die Cedric auf sie hatte, war krass. Wäre Reto noch da, hätte sein Bruder-sein, seine rein geschwisterliche Liebe eventuell gereicht, um Lenas Defizit zu füllen. Sie hätte sich ihm anvertraut, ihm Geschenke mitgebracht, ihn informiert und unterhalten. Aber der war weg, Asche in der Erde, wurmstichiger Kompost. Also schrieb sie den Jungs, die ihr Höschen gewollt und Lenas Lebensfreude als Bonus gleich mitentwendet hatten. Warum muss man sich eigentlich selbst immer mitnehmen auf Reisen, hatte sich Lena in Finnland gefragt, und sich bereits vor der Heimkehr gefürchtet. Sinnlos, alles irgendwie nicht zu retten. In ihr drin war einfach etwas völlig falsch verkabelt. Immer löste sie einen Kurzschluss in ihren Empfindungen aus.

Jaah, so ist das, dachte Lena als sie aus den Reiseerinnerungen zurück ins Hier und jetzt glitt, zog sich noch mal kurz den Lidstrich nach und sprühte großzügig Parfum ins Dekolleté. Ganz automatisiert geschah es erneut. Trotz der hochgelobten Versprechen, sich nicht mehr so häufig bei Cedric zu melden, und erst recht nicht mit intimen Details, verfiel Lena erneut dem Drang und verfasste eine kurze Nachricht:

Hei du, ich stürze mich heute Abend ins Rösslifest, wird mich aufmuntern, bin grad etwas traurig, aber ich will dich ja nicht mit meinem Mist zulabern. Und bei dir so?

Der zweite Haken erschien auf Lenas Smartphone, die Message war also angekommen. Lena wollte ihr Telefon gerade in die Tasche stecken, da wurden die Häkchen blau, was bedeutete, dass Cedric online war und ihren Gruß gelesen hatte. Gefühlte Stunden schaute Lena auf den Bildschirm und sah, dass Cedric sich aktiv in der Nachrichten-App tummelte, ihr aber nichts zurückschrieb. Das Onlinezeichen – im Zusammenhang mit der nicht eintreffenden Antwort – löste diese wilde Ohnmacht in Lenas Magengegend aus, wieso schrieb er denn nicht, er war doch offensichtlich eh dauernd auf WhatsApp? Er ignorierte sie, er hatte keinen Bock mit ihr zu texten, darum! Wütend auf ihr hilfloses Ausgeliefertsein boxte Lena impulsiv gegen die Raufasertapete, schlug sich dabei die Knöchel blutig und taub und schrie sich den Frust von der Seele: «Schreib mir doch endlich zurück, du blöder Bastard, du elendes Dreckstück, ich habe dir nie Böses getan. Ich habe nicht verdient, dass du mich so ignorierst. Du bist so ein egoistisches Arschloch, sieh mich endlich. Ich brauche dich! Und ich brauche meinen Bruder, der mich vor solchen Pissern wie dir beschützt. Ach Reeeto bitte rette mich, du fehlst mir so sehr.»

Dann war der Ausbruch vorbei, Lena wurde ruhig, wischte sich die ewigen Tränen weg, besserte kurz das Make-up aus und klebte zwei Pflaster auf die geschundene Hand; zurück zum Normalzustand. Dann schnappte sie sich ihre Tasche und die Zigaretten, schloss die Tür hinter sich und machte sich seltsam ermüdet auf, zu Meli und dem Weißwein.

«Lena du Gans, wieso hast du ihm denn schon wieder geschrieben. Der Blödarsch antwortet dir sowieso nicht, jedenfalls nicht in dem Ausmaß, wie du es dir wünschst. Na ja, man muss ihm schon zugutehalten, dass er dir nie was vorgemacht hat. Du bist nur eine Kollegin für ihn, nicht mehr als das. Und Kollegen schreibt man halt nicht täglich, und antwortet auch manchmal nicht grad sofort. Hat er dir ja schon mehrfach verklickert. Außerdem machst du dich auch nicht wirklich interessant, wenn du dich immer bei ihm meldest und so verfügbar bist. Willst du was gelten, mach dich selten. Oder noch besser Schatzi, vergiss ihn! Wenn du so erzählst, klingt er sowieso nicht cool, den willst du doch gar nicht.»

Meli traf ins Schwarze, minderte aber weder die heiße Glut noch das Weh in Lena.

«Ich weiß Meli, du hast recht ... mit allem. Aber jetzt ist Schluss damit, aus und vorbei mit Cedric. Wir erwähnen seinen Namen nicht mehr, schenk mir doch bitte ein Glas erfrischendes Vergessen ein.»

«Ha! Genau, ein Gläschen Flüssiglaster und *er, der nicht genannt werden darf,* wird aus unserem Raum-Zeit-Kontinuum verbannt. Und tschüss!»

Und damit läuteten Lena und Meli den Abend ein. Nach den ersten weingetränkten Tanzlektionen unter Melis WG-zimmereigener Discokugel, verschob sich das Partyduo Meli und Lena langsam, aber übermütig beschwingt zum Rössli. Unterwegs wurden sie immer wieder von Lachsalven geschüttelt, man balancierte auf Hausmauern, fühlte sich frei, unverwundbar und glücklich. Im Rössli angekommen, wummerten die tiefen Töne der Drum & Bass vom Dachstock direkt in den Körper hinein, verursachte beinahe Herzrhythmusstörungen und lenkten einen gezielt in die aneinander geschmiegte Festgemeinschaft im oberen Bereich der Location. Meli und Lena bestellten Gin, mehr Freunde kamen dazu, es wurde gegrüßt, gekichert und geherzt. Man warf schmunzelnde Glitzerblicke ins bewegte Knäuel der Gäste, suchte nach optischen Leckerbissen, nach erwidertem Einklang, nach Aufregung.

«Huu, der da hinten, der schaut immer zu dir rüber. Jetzt gerade begutachtet er deinen Po», flüsterte Meli Lena verheißungsvoll zu, worauf Lena ihren Podex noch intensiver zur Musik wackeln ließ. Meli bewegte sich ebenfalls ruhelos, aufreizend in Richtung eines blonden Hünen.

«Komm Fischi, Fischi, Fischi, beiß an Prinzchen!»

Mutig warf Meli ihren besten Einsatz in den Pott und paarte ihre üppige Oberweite mit ihrem einvernehmenden Grinsen. Spiel, Satz und Sieg, schon hing der nordische Riese an Melis Rockzipfel, die imaginäre Leine um den Hals geschnürt, gefesselt, ausweg- und aussichtslos. Dann, eh man sich versah, wanderte Melis Kirschmund auf die erstaunte O-geformte Schnauze des erlegten Wildmannes. Von nun an war Meli also von den saftigen Himbeerküssen ihrer Beute absorbiert. Während Lena das Spektakel der Raubtierjagd mit einiger Bewunderung für die listige Meli verfolgte, stahl sich kurz eine nostalgische Momentaufnahme mit Cedric in ihr Bewusstsein. Ach, du schon wieder, du dämlicher Wichser. Lass mir doch wenigstens diesen Abend. Natürlich möchte ich nur dich, aber diese stupide Farce muss ein Ende haben verdammt. Zumal du deinen Trieb sicher großzügig mit all diesen Tussis auslebst, die nach rosa Kaugummi schmecken und die täglich deinen Weg kreuzen.

Lena schob mit aller Kraft den wehmütigen Gedanken an den unerreichbaren Cedric weg und positionierte sich und ihren Allerwertesten geschickt im Blickfeld des Glotzers von vorhin. Ein halbstündiger Akt des Balzens läutet die Vereinigung ein, dann knutschten Lena und der Glotzer wild und hemmungslos.

«Hei Lena, nimm einen Zug, der ist echt gut. Gutes Gras und *nices Flash*!»

Caro umschlang die küssende Lena von hinten mit ihren langen milchig weißen Armen, ihre Haare kitzelten Lenas Nacken und sie roch den Lavendelduft von Caros Duschgel. Einen Moment lang gab sich Lena dem guten Gefühl hin, Freunde zu haben, und zog gierig am weitergereichten Joint, um sich in Schwebeposition zu bringen. Sie schaute sich um, natürlich bewegte sich eine ganze Flutwelle von jugendlichen und somit faltenfreien Mädels auf dem Parkett, ihnen gehörte die Welt und genauso benahmen sie sich auch. Aber konnte man ihnen das vorwerfen? Lena dachte an ihre eigene Jugend zurück, den frühen Unfalltod des Bruders, den trinkenden Vater, der sich selbst aufgegeben hatte; die Mutter, die von Affäre zu Affäre hüpfte. Lena war sich bewusst, dass alles hätte schlimmer sein können; andere Kinder erlebten massive Gewalt und sexuelle Übergriffe oder noch unvorstellbar krassere Dinge. Und in Afrika kämpften Kinder täglich ums Überleben und gegen den Hungertod an. Im Vergleich dazu hatte Lena eine honigsüße Kindheit genossen. Und doch trauerte sie den verlorenen Jahren der Unbeschwertheit hinterher, hatte den Eindruck, die beste Zeit verschwendet zu haben, fühlte sich alt und fand, dass es nichts mehr zu entdecken gab, dass sie für ihren Geschmack schon zu viel gesehen hatte. Es war klar, dass sich ein unerwünschter Deprischub langsam über ihre Schulter anschlich, Lena zu verführen drohte und ihr seinen unangenehm kühlen Atem ins Gesicht blies, Schwefelgeruch.

Schluss damit, Scheiß was auf vergeudete Zeit, leb im Jetzt, Freiheit! Und mit dem Schlachtruf eines William Wallace, krallte sich Lena erneut den Glotzer-Typ, steckte dem Überraschten ihre Zunge in den Rachen und ließ ihn danach seine Halberektion an ihrem Po reiben. Spaß, Spaß, Spaß. Fick dich Depression, fick dich Jugend und fick mich Glotzer.

Als Lena Stunden später, im Verlauf des nächsten Morgens, aus der, nach kaltem Rauch riechenden Wohnung des Glotzers flüchtete, mit schmerzendem Vaginalbereich, fühlte sie sich zu Recht bestraft. Der Glotzer hatte sie ziemlich unsanft rangenommen, verhütet hatten sie nicht.

Auf dem Weg nach Hause schrieb sie erneut eine Nachricht an Cedric.

Hei, what a night! Ich sollte wohl nicht immer bis in die Morgenstunden feiern. Wie war dein Abend?

Sie wünschte, sie könnte sich auf Cedrics Körper einkuscheln, wie eine Katze an einem sonnengewärmten Plätzchen. Die Lena-Katze auf dem heißen Cedric-Dach, haha. Sie würde geschützt durch Cedrics Anwesenheit der Menschheit trotzen. Aber er wollte sie nicht behüten und heilen. Auch eigentlich nicht verletzen, aber Lena hatte trotzdem das Gefühl, schutzlos und ohne Kleidung in den sibirischen Winter entlassen worden zu sein. Das Herz voller weißer, frostiger Eiskristalle.

Anonymer Hilfeschrei nach außen

Es gab Momente, in denen Lena ihre Verzweiflung am Leben schier unüberwindbar schien. Ihre Kollegen hatten ihr alle schon tausend Mal angeboten, für sie da zu sein, sollte sie an jener Verzweiflung leiden und sich den verführerischen Abgangsgedanken hingeben. Aber es war irgendwie schwierig, sich in diesen verworrenen Situationen an ihre Mitmenschen zu wenden. Sie wollte nicht nerven, oder in die fragenden Augen des Gegenübers blicken, die eine Erklärung für ihren Zustand einforderten. Sie wollte nicht mit den immer gleichen Problemchen auftauchen, sie wollte keine Abendessen mit unangekündigtem Besuch stören. Sie wollte den Freunden nicht ins Telefon heulen und fühlte stets diese innere Blockade, ihre Liebsten einzuweihen. Sie hatte Angst, nicht genau sagen zu können, wo der Schuh drückte, oder auch, dass sie wegen unangenehmen Wahrheiten und Ratschlägen seitens ihrer Freunde sogar noch wütend auf diese wurden. Sie konnte sich nicht überwinden, in den traurigen Stunden ihre näheren Kontakte zu pflegen.

«Was ist denn los Lena, wieso bist du denn so traurig?»

«Ich weiß nicht, es ist einfach alles so schwarz in mir!»

«Hattest du Stress mit deinen Eltern, oder in der Firma, oder hast du an diesem Cedric rumstudiert?»

«Nein, nichts dergleichen. Es gibt eigentlich kein auslösendes Ereignis, keinen triftigen Grund verdammt noch mal. Ich bin einfach traurig, ich kanns nicht erklären!»

«Ist ja gut Lena, echt. Du musst mich deswegen doch nicht so angiften. Ich wollte dir nur helfen.»

«Ja sorry, meine Schuld. Ich bin einfach durch den Wind. Und du hast ja recht, bestimmt hab' ich nur zu viel an Cedric gedacht.»

«Eben doch, siehst du. Jetzt heißt es ablenken. Willst du rüberkommen und mit uns zu Abend essen?»

«Och, das ist so lieb, aber ich glaub, ich schau mir einen Film an und gehe heute früh schlafen. Es geht schon besser, deine Stimme zu hören hat mir grad echt geholfen, den schlimmsten Moment hab' ich jetzt glaub durch. Danke!»

«Kein Problem, kann ich dich denn allein lassen jetzt? Machst du keinen Scheiß und tust du dir nicht weh?»

«Nein ich verspreche es ...! Danke noch mal!»

Dann war die Konversation beendet, und Lena schnitt sich entgegen dem Versprechen Fleisch aus dem Arm, als würde sie ein Degustationsstück Käse aus einem Laib raustrennen. Guten Appetit!

Was Lena jedoch half, waren die Angebote der virtuellen Welt. Nebst den verschiedenen Sorgentelefonen, bei denen man mit jemandem telefonieren und sich die Probleme von der Seele reden konnte, waren auch einige hilfreiche Internetadressen vorhanden. Da konnte man E-Mails verfassen und bekam in regelmäßigen Abständen wohlgemeinte und positive Rückmeldungen. Es war purer Konsum, man durfte diese Seelsorge einfach so nutzen, ohne sich über Freundschaften Gedanken zu machen. Die Personen am anderen Ende waren psychologisch einigermaßen ausgebildet, und zwar so, dass ihre Rückmeldungen doch Hand und Fuß hatten. Natürlich sollten diese lieben Heinzelmännchen keine Therapie ersetzen. Aber die

Erfahrung, sich mitteilen zu können, ohne Angst vor Zurückweisung, eine angenehme Stimme oder einen netten Schreibpartner genießen zu dürfen, war sehr wertvoll. Und Lena griff dann und wann auf solche Portale zurück. Da war z. B. dieser E-Mail-Kontakt mit Hanna, eine Schreiberin des Netzwerks ***mail dich frei***.

An diese Hanna wand sich Lena vor allem, wenn der Cedric-Druck zu groß wurde und sie ihre Freunde nicht damit dauernerven und zulabern wollte. Hanna schrieb immer zurück. Alles hatte angefangen, als Lena im Büro sitzend keinen klaren Gedanken mehr fassen konnte, und sich überlegte, dem Cedric-Problem mit Suizid zu entkommen. Sie saß vor dem Computer, ihre Haut juckte überall, sie kratzte sich, als hätte sie eine Allergie und sie verkrampfte die Finger ineinander, nur um nicht loszuschreien. Es musste raus, aber wohin ... da stieß Lena auf das Angebot von ***mail dich frei*** und startete das E-Mail-Verhältnis:

Guten Tag.

Merçi für Ihr Angebot, das ich mich anonym melden darf. Ich habe eine diagnostizierte Borderline-Persönlichkeit, stehe aber eigentlich gut im Leben. Arbeite 80 % in einer Kaderfunktion, wohne allein, zahle meine Rechnungen und habe einen kleinen, aber feinen Kollegenkreis, in welchem ich mich geborgen fühle ... Nur meine intensiven Gefühle lasten auf mir.

Vor ca. zwei Jahren habe ich mich in einen Mann verliebt, der nach wenigen Monaten Sex und sonstigem Kontakt meine Liebe abgelehnt, resp. nicht erwidert hat. Aber wir blieben in freundschaftlichem Kontakt. Wir gehen ab und zu etwas trinken und schreiben hier und da über WhatsApp. Was der Mann nicht weiß: Meine Gefühle sind noch immer da, riesengroß, obsessiv und übermächtig. Immer wenn er mir tagelang nicht zurückschreibt, obwohl er dauernd online ist, oder ein Treffen absagt, bekomme ich Selbstmordgedanken. Diese Schmach, die Zurückweisung, das Wissen darüber, dass dieser Mann sich mit anderen Frauen auslebt ... Ich verkrafte diese Gefühle nicht, die sind eine Nummer zu groß für mein System. Und je länger diese "Freundschaft" dauert, desto mehr stelle ich fest, wie der Kontakt von seiner Seite her abnimmt. Ein langsamer Zerfall, denn ich verhindern will, aber nicht kann. Meine Freunde sagen, ich soll Distanz wahren, keine SMS schreiben oder Treffen ausmachen. Meine Therapeutin sagt, ich solle zu mir finden und den Fokus auf meine eigenen Bedürfnisse legen. Aber es scheint alles nicht zu fruchten. Ich werde so unbeschreiblich wütend, wenn er mich ignoriert, verletze mich oft selbst. Wie kann ich diese krankhafte Liebe abschalten? Ich bin, wie eine Süchtige ... und es tut so weh. Oft denke ich, wenn das nicht besser wird, dann möchte ich nicht mehr kämpfen, nicht mehr leben. Diese Ablehnung, oder besser gesagt, diese Gleichgültigkeit zerstört mich. Ich versuche, mich abzulenken, Sport, Tanzen gehen (sogar hier und da einen Flirt), Kino, Freunde, Familie ... Aber nichts hilft. In mir brennt es lichterloh und mein Körper und Geist sind wund gerieben, ich krieg's einfach nicht hin, seit zwei f***** Jahren schon. So weiterzuleben macht mir Angst ...

Lena (34 Jahre alt, ledig, kinderlos, ideenlos)

Liebe Lena,

du hast dich an das Netzwerk **mail dich frei** *gewandt. Ich bin Hanna, dein Kontakt bei diesem Dienst. Darf ich dich duzen?*

Vielen Dank für deine Mail und das große Vertrauen, welches du in mich setzt. Ich finde es genial, dass du dich kurz selbst vorgestellt und deine Lebenssituation umschrieben hast. Und in Bezug auf deine Diagnose "Borderline personality" warst du ebenfalls komplett offen, ich danke dir auch dafür!! Ich werde dich aber ganz ohne Diagnose betrachten, bei mir darfst du einfach du selbst, einfach Lena sein.

Deine Gefühle des Zurückgewiesen-Seins und die große Wut und trotz allem diese Verliebtheit, kann ich absolut nachvollziehen und sehr gut verstehen. Was ich aber traurig finde und auch unverständlich, ist, dass du aus diesem Grund darüber nachdenkst, dich dem Suizid auszuliefern ... Ich denke beinahe, dass es sich bei dir um eine Art der Abhängigkeit handelt. Du bezeichnest deine Gefühlslage auch selbst als "Sucht". Dein ganzes Leben scheint dadurch in riesigem Ausmaß bestimmt, du machst es abhängig von einer schnellen medialen Antwort dieses Mannes, der nur ein Kollege darstellt. Wenn ich mir das so vorstelle, kommst du mir eingesperrt vor, wie in einem Käfig.

Lena versuche dieses Gefängnis doch mal zu zeichnen, eine Art Hausaufgabe? Hast du Lust dazu? Schick mir doch ein Bild deines Kerkers, ich bin extrem neugierig darauf.

Ganz herzliche Grüße, Hanna

Hallo Hanna,

ich sehe, dieses Ablenken von der gröbsten Krise, macht sicher Sinn; dein Vorgehen mir eine Aufgabe zur Visualisierung meines Problems zu geben, finde ich gut ... Ich bin jedoch schlecht im Zeichnen, darum im Anhang meine digitale Bildinterpretation. Dieser Mann bemächtigt sich ungewollt meines kompletten Denkens und Handelns, ist omnipräsent in meinem Kopf. Ständig will ich ihm irgendwelche Nichtigkeiten schreiben, nur um den zerfallenden Kontakt zu retten. Alles, was ich erlebe, möchte ich ihm mitteilen, wenn ich dies dann auch tue, geht er nicht darauf ein. Alle Nachrichten sind mit meinen Erwartungen vollgestopft. Und ich denke immer, dass es an mir liegt, dass ich in allem zu wenig bin. Zu wenig hübsch, zu wenig intelligent, zu wenig lustig. Zu wenig so, wie eine Frau für ihn sein muss, um längerfristig sein Interesse zu erlangen. Meine Stimmung hängt immer davon ab, wie er sich mir gegenüber verhält. Eine "schnelle mediale Antwort" (gefällt mir gut, diese Beschreibung) löst einen Glücksschub aus, der aber schon nach wenigen Stunden wieder abklingt. Ich warte tagelang, wochenlang auf Nachrichten von ihm und verliere mich dabei vollkommen.

Meine Lebenszeit vergeht ungenutzt. Und der Schmerz, Zorn und die Hilflosigkeit sind unüberwindbar groß. Mir ist klar, dass auch andere Menschen Mal Liebeskummer haben, und ich habe selbst auch schon welchen überlebt. Aber dieser hier fühlt sich anders an, unbezwingbar. Er macht mich wahnsinnig, er hält immer an. Ich will nicht per se sterben, aber SO auch nicht leben. Über Suizid zu sprechen, ihn zu erträumen, und dann doch immer tatenlos bleiben fühlt sich wie ein zusätzliches Versagen an ... Zumal ich sonst eher gewissenhaft bin.

Ich will diesen Menschen loslassen, aber es gelingt mir einfach nicht.

(Und dies, obwohl er durchaus auch Eigenschaften mit sich bringt, die mich gar nicht ansprechen ... Ich stelle ihn nicht auf ein Podest oder so. Aber ich kann den Verlust nicht akzeptieren.)

Merçi Hanna, dir zu schreiben ist sehr wohltuend! Und bitte entschuldige, dass es hier nur um meine Problemchen geht ...

Oh, sehr schön, Lena,

bist du so gut in digitalem Zeichnen, dass du das Bild schnell so machen konntest? Oder hast du das Bild so irgendwo gefunden? Ich finde es gut, dass du versucht hast, meine Aufgabe an dich zu lösen, Danke dafür. Eines solltest du wissen: Du brauchst dich niemals dafür zu entschuldigen, dass du, wie du sagst, nur über deine Probleme schreibst. Denn, genau dafür gibts dieses Netzwerk und aus diesem Grund bin ich für dich da.

Ich sehe auf deinem Bild also eine dreifach abgebildete Frau, die ganz laut schreit, mit weit geöffnetem Mund. Rundherum um die Frau steht ein Menschenkreis, der aus identisch aussehenden Männern besteht, die sich an den Händen halten. Beim Menschenkreis hast du Denkwolken, Blasen mit vielen positiven Gedanken zugeordnet. Wenn ich in diesen Denkblasen lese, hätte die Frau in der Mitte eigentlich wenig Grund zu schreien, das sind doch alles schöne und in die Zukunft gerichtete Bedürfnisformulierungen. Zum Beispiel: Ich mache, nur was ich will oder ich weiß was mir gefällt, ich gestalte mein Leben nach meinen Vorstellungen, wenn diese Blasen der Frau gehören, hat sie doch tolle Perspektiven? Ich vermute aber, dass ihr eben das fehlt, was in den Blasen steht und sie so fest ersehnt, wie die Liebe und die Zuwendung jenes Mannes. Oder anders gesagt: Du bist eingesperrt, weil die unaufhörlichen Gedanken diesem Mann gelten, statt deinen anderen Lebensbereichen. Du schreist, weil du mit den Gedanken um dich herum zu viel Druck aufbaust, oder wie? Können wir den Mann mit einem Namen bestücken, wie nennen wir diesen Kollegen?

Lena, du darfst auch gerne nur Striche und Kreise zeichnen, ich beurteile deine Zeichnung nicht technisch, keine Angst also :-). Kannst du nun versuchen, deinen Ausbruch aus dem Gefängnis zu visualisieren, wie kommst du da raus?

Viel Spaß beim Kreativ-Sein. Grüße Hanna.

Guten Morgen, Hanna,

nein, ich bin technisch nicht ganz so begabt, ich hatte eine Vorstellung im Kopf und habe mir diese aus verschiedenen Bildern (Dankeschön Google) und etwas Bearbeitung zusammengebastelt, denn, wenn ich's mit Zeichnen versuche, macht mir der Perfektionismus zu schaffen, der lässt mich dann unzufrieden und wütend werden. Drum also eine Lightversion des Plagiats zur Darstellung meines Gefängnisses. Dazu auch noch kurz eine Erklärung. Mein Gefängnis besteht aus dem Mann, den ich so toxisch liebe, er bildet in vervielfachter Ausführung einen Kreis um mich, und sein Blick ist nach außen, von mir weg in seine Zukunft gewandt. Die Männer, nennen wir sie alle Cedric, sind in sich ein Fundament, sie geben sich selbst Halt, halten sich stabil bei den Händen, bilden diesen Ringelreihe-Kreis. Mein Gefängnis ist also dieser "Cedricsche Kreis", in dessen Zentrum ich gefangen bin. Die blauen Gedankenwolken stellen die Gedanken dar, die Cedric hat. Schöne Gedanken, er ist sich seinen Bedürfnissen gewahr, er weiß, was er will, was er nicht will und was ihm das Leben auf dem Silbertablett offeriert. Ich sitze dagegen in diesem blöden Kreis fest und starre verzweifelt auf all die Popos der Cedrics. Eine nette Aussicht zwar, aber ich sehe nur Cedric ... überall nur Cedric. Und ich kann weder unter seinen Armen hindurch schlüpfen noch elegant drüber hüpfen. Er versperrt mir komplett Weg und Sicht, einen klaren Gedanken zu fassen ist schwer. Ich schreie, bis meine Sehnen am Hals zu sehen sind.

Oft lenke ich mich ab, versuche rauszugehen, besuche Kurse (Sprachen, Sport oder Kreatives). Aber am Schluss laufen meine Hirnstränge in diesem Gefängnis zusammen. Ich melde mich seit einer Woche nicht mehr bei ihm, und er scheint das nicht zu bemerken. Mich zerreißt es. Immer wenn ich mich lösen will, scheitere ich an dem Gedanken, diesen Menschen vollends zu verlieren. Dann krieg ich Angst, melde mich wieder und verbringe dann erwartungsvolle Tage damit, auf die unbefriedigende Antwort zu warten. Meist kommt dann das Tief, die Schande mich gemeldet zu haben und die Verletztheit über seine oberflächliche, einzeilige Antwort.

Ich betäube den Schmerz mit Alkohol oder esse so viel oder wenig, bis der Bauch schmerzt, oder ich verletze mich ... Und schäme mich dafür, nicht genügend Mut aufzubringen etwas Endgültiges zu machen. So macht es einfach keinen Spaß.

Hanna, hier mein Gefängnisausbruch ... er fühlt sich falsch an und komisch. Ein Kuchenstück der Cedric-Torte, des Kreises etwas zu Seite rücken und mich hindurchmogeln. Ich habe Angst davor, dass der Schmerz nicht vergeht, nie.

Danke für deine Worte.

Gruß mit verklebtem Montagmorgen-Augen

Hallo Lena,

aha. Vielen Dank für deine Erklärung. Jetzt wird mir klar, wie das Bild zu verstehen ist. Dann waren all die schönen Gedanken und Perspektiven nur Cedrics Reichtum. Mit diesem roten Pfeil, mit dem du deinen Ausbruch darstellst, lässt du die Frau noch immer schreien!

Lena, die Frau darf nicht in der Mitte des Cedric Kreises bleiben. Und wenn sie weder nach vorne über die Hände noch unten hindurch flüchten kann, sehe ich nur einen einzigen Ausweg: Die Flucht nach oben hinweg!!

Wie könnte das für dich aussehen, Lena? Und welche Bedeutung hätte ein Ausweg nach oben? Ich wünsche dir einen schönen Start in diese Woche.

Hanna

Hallo Hanna,

ich habe mich Anfang der Woche bei Cedric gemeldet, jetzt hänge ich in der ewigen Warteschleife fest und fühle mich schmutzig. Tagelanges Warten und Aushalten, um eine unbefriedigende Antwort zu erhalten. Auch wenn er meist irgendwann freundschaftlich und höflich antwortet (was aber einfach nicht reicht ...). Ich hasse mich für meine Schwäche.

Cedric hingegen kann ich keine Schuld geben, man kann niemanden zwingen zu lieben. Niemand hat Schuld, wütend bin ich trotzdem.

Menschen in meinem Umfeld sagen immer, mit Suizid würde man sich all der schönen Dingen berauben, die noch kommen können. Was aber wenn es andersrum ist und man sich mit Suizid vor all den Tiefschlägen und der Trauer schützt die da noch warten ... wer weiß denn, was noch vor uns liegt. Die Chancen, Schönes zu erleben, stehen doch genau so gut wie für Schlechtes. 50 % zu 50 %.

In der neuen Zeichnung im Anhang entfliehe ich nun nach oben, Luftikus. Es fühlt sich besser an als das Tortenstück. Ein lockerflockiger Abgang und ich kann noch runterspucken, wenn's mir passt. Und einmal in der Luft kann ich ganz weit in die Ferne blicken und jede Richtung anpeilen ...

Aber was hilft's ... funktioniert auf dem Papier, nicht aber in meinem Kopf, Bauch oder Herz. Das Leben ist ein blödes Arschloch.

(Pardon für den Kraftausdruck, aber so fühlt es sich an).

Wie immer, merçi fürs Zuhören (zu lesen).

Liebe Lena,

dein Bild gefällt mir wirklich gut. Ganz ohne Flügel oder Düsenantrieb, einfach ein Paar Ballons an einer Schnur gut festhalten und schon schwebst du nach oben, weit weg von Cedric. Sehr schöne Idee.

Wenn du willst, darfst du auch runterspucken aus der Höhe; kann manchmal auch hilfreich sein sich so was vorzustellen. Wichtig ist vor allem das, was du treffend geschrieben hast. In die Ferne blicken, ganz, ganz weit weg und jede Richtung anfliegen, die dir gefällt. Genau, Lena. Und nun probieren wir dieses Bild im Kopf aus, fasse die Ballons und steige nach oben. Immer höher und höher und wenn du denkst, es fühlt sich gut an, dann schau nach unten. Was kannst du sehen, wie ist die Aussicht? Spüre diese Bilder in dir drin und halte sie fest. Kannst du mir aufzeichnen, was du sehen kannst? Ich wünsche dir ein schönes Wochenende, Gruß Hanna.

Hallo Hanna,

mir ist bewusst, dass du sicher noch andere gequälte Seelen versorgen musst. Ich möchte dich nicht zu sehr beanspruchen. Sicher ist meine schlimmste Krise für den Moment etwas überwunden. Leider schaff ich's aus der Krise meist nur mit kleinen Verletzungen. Aber keine Angst, ich bin in Therapie, ich möchte dir keine Verantwortung auflasten.

Aber es hilft mir wirklich ungemein, dir hier und da kurz von meinen Gedanken zu berichten. Denn obwohl ich gute Freundschaften pflege, kann ich mich mit diesen düsteren und ewig wiederholten Dingen nicht richtig an jemanden wenden ... oder nicht ständig jedenfalls. Und wenn ich dir dann kurz schreiben darf, tut mir das gut.

Ich sitze noch immer im *Warten-auf-Antwort-Tief* und versuche, diese Machtlosigkeit mit Gedanken an die Aussicht auf meinem Ballonflug zu überwinden. Entschuldige bitte auch meinen Galgenhumor, mit dem ich meine Situation nach außen hin etwas belustigt abwerte, aber innerlich viel zu ernst nehme. Also (Bild im Anhang):

Ich sehe schöne farbenfrohe Wälder (Herbstlaub), die Stadt Bern bei Tag und Nacht mit dem beliebten Fluss, der Aare, die mein Gemüt immer zu kühlen vermag. Ich bewege mich in frischer Luft, der Wind schaukelt mich und gibt mir meine Richtung vor, ich muss gar nichts entscheiden. Ich sehe Sonnenuntergänge, Zuckerwattewolken und die spitzen rauen Berge, die mich beruhigen. Ich sehe auch weitere Ballons in der Luft, ich bin also nicht ganz allein. Andere mussten auch nach oben weg fliehen.

Weit unten mit rot-schwarzen Punkten, sehe ich den Cedric-Kreis ... er stört das Bild! Und ich hoffe, der Wind treibt mich bald weg von dem Störfaktor.

Ich dachte, ich könnte Cedric in meinem Leben behalten, als die lockere Freundschaft, die er mir vorgibt. Aber ich denke, ich muss mit Cedric abschließen. (Wie mit Rauchen aufhören, eine Genusszigarette am Tag nach intensiver Sucht ist kaum möglich). Aber ich fürchte mich vor dem Loslassen. Und wieso nehme ich seine Zurückweisung nach zwei Jahren immer noch so persönlich, wie schafft er es, mich so zu verletzen?

Merçi fürs „zu lesen“ ...

Ich wünsche dir ein schönes Wochenende. Du tust echt etwas Gutes, Hanna.

Hallo Lena,

ich verleihe dir eine goldene Medaille für dieses Bild. Eine glänzende, strahlende lobbringende Medaille. Weil dieses Bild richtig klasse ist. Und auch, weil du gecheckt hast, worum es mir bei dieser Aufgabe ging. Aus dieser Vogelperspektive hast du den besseren Überblick über dein Leben, Cedric wird dabei ganz klein und bedeutungslos. Ich empfehle, dir dieses Bild gut in deinem Innern einzuprägen und fest zu halten – so kleine Cedric-Pünktchen loszulassen, wird dir bestimmt nun schon etwas leichter fallen ... Du hast mir ja geschrieben, dass du bereits in Therapie bist, zeigst du da deine Bilder?

Deine Krise ist für den Moment etwas überstanden und/oder abgewandt. Meinst du damit, dass du mich nicht mehr brauchst im Moment und dich traust, allein weiter zu gehen? Ich überlasse das ganz dir!

Du darfst dich natürlich jederzeit wieder an mich wenden, wenn es ganz allein nicht geht und du deinen Schmerz von der Seele schreiben möchtest.

Der heutige Tag ist so schön sonnig, ich hoffe, du spürst die Sonnenstrahlen.

Gruß Hanna.

Hallo Hanna,

merçi für die Medaille, leider kann ich sie nicht ganz annehmen. Weißt du, deine Aufgaben und Übungen kann ich zwar ausführen, ich sehe auch den Zweck und Sinn darin und auch, dass man sich solche Bilder immer wieder vorstellen sollte (Übung macht den Meister). Nur mein Kopf und der Rest des Körpers kommunizieren schlecht miteinander. Daher weiß der Kopf zwar, wie er sich von Cedric wegdenken und davon üben kann, der Körper aber, der sträubt die Haare wie eine Katze, der man gegen das Fell streichelt.

Am Wochenende hatte Cedric Geburtstag, ich hab' gratuliert, er bedankte sich ... oberflächlich, nichtssagend und kalt. Genauso wie ich mich fühle, leer und unbedeutend. Die einzige

Energie in mir ist Wut, Wut auf Cedric, Wut auf eine unveränderbare Situation, Wut auf mich selbst, Wut auf eine Welt, in der ich keinen Platz finde. Und die Wut scheint mir wie ein tausendfach gedrehtes Drahtseil, das mich und meine Ballons vom Wegfliegen hindert.

Ich musste mich wieder verletzen, mich verbrennen. Die Wut ist immer noch da. Und damit auch die Verzweiflung. Der unerreichbare Cedric ist wie ein Vakuum, in dem sich alle meine negativen Gefühle versammeln. In seinen Augen führen wir eine easy Freundschaft, wie er es mit vielen Frauen pflegt.

Selbst wenn ich dir jetzt schreibe, ist die Wut riiiieeeeesengroß, unbeschreiblich, wild, fies und völlig unkontrollierbar.

Aber ich sitze im Büro und muss mich eindämmen; die Wut kommt dann später geballt. Ich hasse Cedric, ich liebe ihn, ich hasse ihn.

Darf ich noch etwas bei dir bleiben Hana? Ich schreib dir auch nicht zu oft. Versprochen.

Liebe Lena,

Wut ist o.k. und deine ist sicher auch berechtigt, in gewisser Weise. Wut ist manchmal sogar sehr gesund. Aber du wendest deine Wut gegen dich selbst und das gefällt mir gar nicht. Da müssen wir gegensteuern, sofort!!

Halte dich an den inneren Bildern von der Vogelperspektive fest, Lena. Schließe die Augen, flieg mit den Ballons in die Höhe, sieh wie alle die kleinen Cedric-Pünktchen verschwinden, flieg so hoch wie nötig. Halte dieses Bild fest in deinem Innern. Nimm dir jeweils fünf Minuten Zeit, mach die Augen zu und lasse dieses Bild entstehen.

Natürlich kannst du mir weiterhin schreiben. Sollen wir nochmals eine Aufgabe zusammen lösen? Lass dich von den Ballons noch höher treiben, immer höher. Was siehst du nun?

Herzlich Hanna.

Hallo Lena,

ich habe nun lange nichts von dir gehört. Ich wollte nachfragen, ob das heißt, dass du ohne mich ausgekommen bist. Wie geht es dir?

Gibst du mir eine Nachhilfestunde?

Liebe Grüße, Hanna.

Hallo Hanna,

ich habe mich nicht gemeldet, weil ich mich geschämt habe. Ich bin eine Versagerin und komme nicht weiter.

Hallo, Lena,

ich sehe keinen Grund für dich, dich zu schämen. Wieso auch? Nur weil du dich nicht von heute auf morgen von Cedric lösen kannst? Da wärst du ein Superprofi, wenn das so schnell und einfach ginge.

Wir versuchen nun noch eine andere Übung. Wenn du an Cedric denken musst, versuche dich mit aller

Kraft wieder in die Ballonsituation zu denken. Verbiete dir Gedanken an Cedric. Sei ein General und sorge dafür, dass Cedric nicht in deinen Kopf dringt. Ja ich weiß, das ist bestimmt nicht einfach. Aber es ist allemal besser, als dich zu verletzen!

Guten Wochenstart! Deine Hanna.

Hallo Hanna,

ja, es beschämt mich, dass ich nun schon Jahre an diesem Bissen Cedric herumkaue und den faden Brei nicht zu schlucken vermag. Und ich bin ungeduldig, ich möchte meinen Kopf, meine Freiheit und meine schönen Gedanken zurückhaben, die immer alle von ihm resp. seiner Abwesenheit/Ignoranz überschattet werden. Ich muss mir irgendein einfaches Von-weit-oben-Bild einfallen lassen, eines ausdrucken oder etwas mit Oberflächenstruktur zum Anfassen. Und dann halt die Kraft zum "Gebieten" aufwenden ...

Ich hab' einfach so wahnsinnig Angst loszulassen und davon zu fliegen. Denn wohin treibt's mich dann? Und Cedric wird nicht versuchen, mich unten zu halten, wenn ich nach oben wegfliege, diese ultimative Endgültigkeit (oder seinerseits Gleichgültigkeit) wird so verflucht unangenehm werden. Die Gewissheit, dass alles wirklich absolut vorbei ist, Traum geplatzt. Ich hab' wirklich Schiss vor diesem Schmerz (paradox, von Angst vor Schmerz zu reden, wenn man sich selbst körperlich verletzt nicht?)

Wie krieg ich's hin, diese Angst zu überwinden?

Hanna. Ich wünsche dir einen wunderbar erfüllten Tag. Und ich danke dir!

Liebe Lena,

ich möchte nicht, dass du dich in der Ferne verlierst, aber, dass du wegfliegst von all den schmerzhaften Cedric-Gedanken. Ich bitte dich nun weiter zu fliegen, sagen wir nach links wenden und mit dem Wind ein Land ansteuern, das sich nicht Cedric nennt. Denn wie du weißt, ist das Land Cedric klein und unbedeutend von oben und hat keinen Platz mehr in deinem Flugplan. Du hast den Überblick, also bleib nicht in der Luft stehen und peile das nächste Land an. Ein Land, das dir gefällt, ein noch nicht entdecktes Land. Wie könnte das Fleckchen heißen, mach mir doch eine Zeichnung oder Beschreibung.

Ich grüße dich, deine Hanna.

Hoi Hanna,

ja, etwas vom Königreich Cedric wegzuschweben und nicht darüber zu verharren, in der Angst, von weit oben runter zu plumpsen, mitten in sein Prunkschloss mit spitzen Türmen, das wäre wohl besser. Der König schaut zwar sehr gut zu seinem Volk, aber dieses besteht nur aus ihm selbst. Solange es für ihn nicht zu aufwendig ist, beherbergt er hier und da Besuche in seinem Land, wenn er den Besuch loswerden will, ignoriert er ihn einfach bis der sich trollt. Ich habe mich im Cedric-Staat immer nur als eindringlicher Querulant gefühlt.

Also weiter schweben in ein Land meiner Träume. Ich fliege nach *Corvustan*, das Land der Krähe (Corvus Corax). In diesem Land haben die Menschen auch ihre Sorgen und Ängste, aber sie können jeweils einen Teil der negativen

Gedanken am Ende der Woche sammeln und nach draußen stellen, wie die Säcke für die Müllabfuhr. Die Krähen im Land holen dann diese Sorgen ab und bringen sie zu einem Kraftwerk, wo die dunklen Gefühle mit blauen Flammen verbrannt werden. Die Hitze, die dabei entsteht, wird in ein Fernleitungsnetz geleitet und versorgt das Land mit Wärme.

Zudem wechseln die Bewohner vom ersten Lebensjahr an jeden Monat ihr Aussehen, ein natürlicher Vorgang, der einfach so passiert. So hat jeder mal blondes, langes Haar, eine Hakennase, Pickel oder Übergewicht, eine Modelfigur usw. Schönheit als exklusives erstrebenswertes Gut verliert vollkommen an Wichtigkeit. Um die Mitmenschen, die man liebt, immer wieder erkennen zu können, muss man ihren Charakter erkunden. Nur durch aufeinander Eingehen, gegenseitiges Zuhören und Wahrnehmen ist es möglich, sich zu lieben. Im ganzen Land gibt es daher auch keine Spiegel oder Flächen, in denen man sich selbst ansieht, vieles geschieht über Bauchgefühl und Intuition … außerdem riechen alle nach Erdbeereis, wenn sie schwitzen.

Cedric erhält nur bedingt für kurze Zeit Asyl in Corvustan.

Hanna, merçi für diese schöne Aufgabe! Hat mich etwas ablenken können.

Hallo Lena,

du beschreibst die Situation sehr gut. Und niemand verlangt von dir, dich auf die Spitze des Cedric-Schlosses zu setzen. Im Gegenteil, in diesem Land hält dich nichts. Gar nichts!

Corvustan hingegen klingt doch sehr einladend. Du hast dir ein wunderschönes Land gebastelt, sehr kreativ. Aber wieso soll Cedric dich dort besuchen? In dieses Land laden wir Cedric ganz sicher nicht ein. Oder schwebt ein Teil deines Herzens noch immer über seinem Königreich? Dann aber rasch weg da! Zwinge dich, sofort wieder nach oben wegzufliegen, sobald das C-Thema aufkommt.

Es bedarf etwas mentalen Trainings, dich in diese Luftbilder wegzudenken, aber übe weiter. Es wird dir immer einfacher fallen und Cedric wird verblassen. Aber du musst es versuchen, dran bleiben, immer wieder üben.

Die nächsten zwei Wochen bin ich in den Ferien, daher kann ich dir in dieser Zeit nicht schreiben. Ich melde mich aber bei dir, wenn ich zurück bin. Bis dahin bitte ich dich, an diesen Ballonbildern in dir zu arbeiten, denk dich dorthin, wenn Cedric auftaucht. Herzlich grüßt: Hanna.

Hoi Hanna,

du hast recht, Cedric darf nicht in Corvustan einwandern. Ich werde mich in Seelenbildern üben und wünsche dir wunderbare Ferien! Mit viel Glace und Menschen die dir guttun, ganz viel Erholung und für einmal den Fokus nur auf deine eigenen Bedürfnisse und Gedanken.

Merçi für alles ...

Liebe Lena,

meine Ferien waren sehr schön, Eiscreme hatte ich auch zur Genüge. Danke der lieben Nachfrage! Übst du fleißig mit deinen inneren Bildern? Hast du unsere Unterhaltung auch schon mit deiner Therapeutin durchgesprochen? Ich denke, jetzt liegt es etwas an dir, mit deinem Training weiter zu machen. Denkst du, wir können uns hier verabschieden und ich lasse dich üben? Denkst du, es ist o.k., hier abzuschließen? Du weißt, wie du mich im Notfall wieder erreichen kannst.

Ich wünsche dir sonnige Tage, Gruß Hanna.

Liebe Hanna,

schön, dass du deine Erholung genießen konntest. Und obwohl ich dich etwas vermissen werde, denke ich, es ist o.k., wenn wir uns verabschieden, ich weiß, dass du noch anderweitig gebraucht wirst. Ich danke dir für alles.

Alles Gute Hanna. Deine Lena.

Was hätte Lena denn auch sonst schreiben sollen? «Hanna geh nicht, verlass du mich nicht auch, wenn ich dich doch noch brauche?» Lenas Anstand und Verstand ließen sie von weiteren Mails an Hanna zurückschrecken. Wahrscheinlich hatten die Leute bei dieser Organisation sowieso einen genau definierten Plan, wie man mit Leuten, wie Lena umgehen musste. Die gröbste Gefahr abwehren, etwas aufbauen und dann loslassen. Es war, als hätte man Lena zwei künstliche Hüftgelenke einoperiert und sie dann bereits nach wenigen Tagen der Heilung auf einen Marathon geschickt. Die Gelenke würden kurz funktionieren, dann immer unrunder in der Gelenkpfanne eiern und schlussendlich auseinanderbrechen, das Gewebe verletzen und einen wüsten Infekt verursachen. Dann müsste man amputieren. Super, eine Gehhilfe mit Stolpergarantie, ganz toll.

Lena nahm sich einmal mehr vor, keinen Menschen, ob im realen Leben oder nur virtuell, in ihr Leben zu lassen. Den Preis kannte sie ja, die Einsamkeit. Dafür aber ließ man sie auch nicht mehr einfach ratlos im Regen stehen, nach dem man ihr einige Hilfe-Häppchen in den Mund gestopft hatte. Von solcher Hilfe bekam Lena eh nur emotionales Sodbrennen, zu viel Zucker und zu wenig Nährstoffe.

Vom Kater und von der Katze

Der Schädel pochte dumpf und die Übelkeit schien omnipräsent in Lenas Gedärm Rumba zu tanzen. Beim Gedanken an Zigaretten, Gin und ungeschütztem Geschlechtsverkehr mit einem anonymen Nachtschattengewächs kam Lena die Galle hoch. Sie spuckte unter Krämpfen einen bitteren Schwall in die Kloschüssel. Danach wischte sie sich den Mund mit dem Pulloverärmel ab, putzte sich die Zähne und machte sich, trotz leichtem Schwindels, auf den Weg zu ihrer Mutter. Vielleicht verursachte sie ja mit dem Brummschädel einen Unfall und starb, wenn sie Glück hatte.

Der Blick auf ihr Smartphone versetzte ihr einen Stich, der beengende Fahrstuhl in ihrem Bauch fuhr einmal vom Hals ins Höschen und verschaffte ihr die klaustrophobische Gewissheit, dass Cedric noch immer nicht geantwortet hatte; zwar alles gelesen, aber sich nicht zu einer Reaktion hatte herablassen zu können. Sie war diesem Scheißtypen schlichtweg egal. Jede Nachricht, die sie an ihn verfasste, war mit Erwartungen bestückt, die er nicht würde erfüllen können, und auch nicht wollen. Sie gehörte zum sogenannten *erweiterten*

Kollegenkreis, genauso hatte er es ausgedrückt. Während Cedric in Lenas Kopf eine ganze Welt innehatte, krankhaft in ihren Gedankenschleifen wirbelte wie ein Blatt vor dem Laubbläser, so war Lena in Cedrics Gehirn eine Erinnerung an einen Gelegenheitsfick, der nun mit Schreibinteraktionsgeplänkel etwas nachhallte. Es war nicht einmal so, dass Cedric sich an Lena störte; sie nahm einfach keinen Platz in seinem Alltag ein. Deswegen ließ er Lena auch nicht gehen, er musste ihr ja nicht die Freundschaft kündigen oder so, denn er hatte kein Problem mit dem jetzigen Arrangement. Sie war ihm nicht einmal wichtig genug, um ein Gefühl von Ablehnung oder Genervtheit für ihr inflationäres Nachrichtenschreiben zu entwickeln. Er hatte absolut nichts gegen Lena, aber auch keinen erhöhten Bedarf mehr.

Es schmerzte Lena so sehr, einseitige Gefühle sind so demütigend. Liebe ist kein Kompromiss, sondern Scham, eine offene Wunde, eine Lüge vor sich selbst. Sex hingegen ist ein kurzer Moment, die absolute Wahrheit, Sichtbarkeit. Für eine Stunde ist man präsent, wird wahrgenommen und bespielt. Erst die Kälte danach zeigt die reine Körperlichkeit, die so gar nicht mit dem tief liegenden Bedürfnis nach Nähe einherging. Lena wünschte sich, jemanden zu haben, der antwortete, fragte, Komplimente machte, sie liebte, da war ... nur für sie! Während Lena ihr Auto, den kleinen blechernen Joghurtbecher, zu ihrer Mutter steuerte, liefen ihr Tränen über die Wangen.

Auf den letzten Metern fuhr sie am Schaufenster des Bestatters *Horizont-Bestattungen* vorbei. Wie immer schaute sie sich die Auslage hinter der großen Glaswand an, Urnen, hübsch drapiert und in Szene gesetzt auf einem IKEA-Billy-Regal aus Kieferimitat. Das Ganze verströmte einen Geruch der Pietätlosigkeit, eine unaussprechliche Frechheit. Ein unwürdiger Kontrast, dieses günstige Billigmöbelstück zum Präsentieren letzter Ruhestätten. Dabei war sterben, und vor allem tot sein, alles andere als erschwinglich. Lena erinnerte sich noch gut an die Rechnung von Retos Begräbnis und an den teuren klobigen Tannenholzsarg, der später, als wäre er Feuerholz, im Ofen des Krematoriums sein unspektakuläres Ende fand. Der Sarg war in XXL gewählt worden, da Reto mit seiner Körpergröße von gut 1,97 m jegliche Norm zu sprengen vermochte. Es war ein berührendes Detail, dass sie Reto trotz der riesigen Holztruhe aus Platzgründen ohne Schuhe auf die letzte Reise schicken mussten. Wo auch immer ihr Bruder nun wandeln und geistern mochte, er tat dies ohne gutes Schuhwerk. Dafür aber in grauen Socken, ausnahmsweise ohne Loch am großen Zeh. Lenas Gesicht verzog sich zu einem wehmütigen Lächeln. Ach Reto, du fehlst mir hier so sehr!

Als Lena in der blauen Zone im Bieler Mösli-Quartier zwischen zwei Lieferwagen einparkte und konzentriert in die Lücke zielte, konnte sie sich gar nicht mehr genau an die Hinfahrt erinnern. Irgendwie war der Anfahrtsweg in einem Schleier aus Augenwasser, endlosen Selbsthassgedanken und wirren Cedric-Träumen an ihr vorbeigeflogen. Es war, als hätte sie sich per Teleportation nach Biel verfrachtet, was war in der Zeit von ihrer Wohnung bis hier geschehen? Wie unkonzentriert sie wohl gefahren war, was da alles hätte passieren können! Ihre Hand wanderte zur äußeren Tasche ihres Rucksacks, und schon war sie versucht, wieder auf ihr Smartphone zu starren, in der Hoffnung auf ein Wunder.

Aber Lena zwang sich mit aller Kraft, diese Geste zu unterlassen. Was bringt's? Es würde nur wieder zeigen, dass der Arsch sich keine Zeile für sie hatte abringen können. Diese Schmach konnte warten bis zum Nachmittag. So schwor sich Lena, sich erst spät abends wieder einen Kontrollblick auf ihr Telefon zu erlauben. Nun aber lief sie rasch zur Wohnung ihrer Mutter und genoss für einen Augenblick den eisigen Wind, der ihre noch immer nassen Wangen mit Frost überzog.

Nach dem ersten Klingeln öffnete ihr ihre Mutter mit übertriebener Geste die Tür. Eine Parfümwolke schwebte befreit aus ihrem Logis und drang zielsicher in Lenas überreizte Nase. Ein weiterer unbezwingbarer Brechreizanfall nötigte Lena dazu, auch Mutters Abortkeramik mit hässlichen Gin Resten einzudecken, untermalt von unschönen Würgelauten.

Einige Entschuldigungen und einen Kamillentee später lachte ihre gut gelaunte Mutter über Lenas Spontanentleerung.

«Musst dich doch nicht schämen, ich war auch mal jung und da feiert man eben ab und zu etwas zu ausgelassen. Weißt du Spatz, ich fühle mich ehrlich gesagt manchmal fast, als wäre ich eher deine Schwester, denn deine Mutter. Seit ich mit Röbi ausgehe, sehe ich auch um Jahre jünger aus, nicht?»

Lena hörte sich die Lobpreisung der neusten Affäre ihrer Mutter Julie an. Seit Lena denken konnte, betrieb ihre Mutter Männerhopping. Die Beziehungen hielten in der Regel ungefähr ein halbes Jahr an, dann kamen die ersten routinebedingten Auseinandersetzungen, und in einem Anfall von Unlust kickte ihre Mutter die Liebhaber hart und schnell aus ihrem Leben wie ein Profifußballer den Penalty. Lenas Mutter machte jedoch optisch überhaupt nicht auf junggeblieben, sie trug weder zu hohe Schuhe noch zu nuttige Outfits, kein Glitzer oder schichtenweise aufgespachteltes Make-up. Sie war immer eine gepflegte Erscheinung. Eine gestandene Frau, welche beeilt, aber nicht gehetzt durch die Stadt lief, vom einem zum nächsten Arbeitstermin, bepackt mit Einkäufen für die abendliche Familienzeit. So erschien sie jedenfalls ihren Mitmenschen. In Wirklichkeit war Lenas Mutter arbeitsunfähig, offiziell deklariert wegen ihrer diagnostizierten Borderline-Persönlichkeitsstörung. Die Lehre als Damenschneiderin, die sie in ihrer Jugend begonnen hatte, musste Julie aufgeben, nachdem sie bereits mit siebzehn Jahren schwanger geworden war. Die Schwangerschaft wurde abgebrochen, genauso wie auch die begonnene Lehre.

Julie hatte die klassischen Familiendramen erlebt, die nach Laienpsychologie zu der verzerrten Selbstwahrnehmung und zu den Störungen der Borderline-Persönlichkeit führten. Im hauseigenen Metzgerbetrieb war Julie mehrmals vom Fleischerlehrling missbraucht worden. Er fasste dem vorpubertären Mädchen zwischen Würsten und aufgehängten Schweinehälften unter den

Rock, drängte Julie gegen die Wand des großen Kühlraumes, hielt ihr den Mund zu. Dann öffnete er seinen Reißverschluss an der Hose, holte seine eigene Schweinswurst heraus und erwartete von der schockierten, stumm weinenden Julie eine bewundernde Reaktion auf die Größe seines Gemächts. Wütend über das Ausbleiben ebendieser rammte er Julie seinen Penis sowohl in die trockene Kindermuschi, wie auch in den Hintereingang. Jeden Dienstag, wenn die anderen Arbeiter bei den Bauern vor Ort Schlachtungen vornahmen und der Jüngling allein mit Julie im Geschäft war, wurde dieses Ritual vollzogen. Julie konnte danach kein Fleisch mehr essen, hatte permanente Fantasien, die die Bolzenschusspistole und den Metzgerlehrling betrafen. Das Weglassen der fleischlichen Mahlzeiten brachte eine erste ungewollte Gewichtsreduktion mit sich, die dann in eine gewollte Magersucht überging. Später gesellte sich zur Essstörung der Missbrauch von Suchtmitteln und übermäßiges Feiern an jeglichen Tanzfestivals in der Umgebung hinzu. Und tadaaa, schon war Lenas Mutter mittendrin in einem kaputten Leben. Einige unschöne, gewaltgeprägte Liebschaften und Drogenexzesse später kam Lenas Vater Heinz. Die zwei klammerten sich aneinander wie zwei verkeilte Rettungsbojen, retteten sich aber nicht vor dem Ertrinken. Da war Heinz, der gerade eben seine Mutter bei einem wirklich blöden, unnötigen Skiunfall verloren hatte und der seit jeher unter den unerreichbaren Ansprüchen seines eigenen Vaters, eines namhaften Psychologen, litt. Daneben die lebensmüde Julie – sie beide waren ein Match unter dem Himmel. Gegenseitig rissen sie sich in die Tiefe und nährten wechselweise die hungrigen Komplexe. Obwohl Julies Elend damals in der Fleischerei bei einem Mann seinen Anfang fand, so waren es trotzdem die Männer, bei welchen sich Julie immer und immer wieder Heilung erhoffte. Als würde sie versuchen, den Ursprung durch erneutes Durchleben aufzulösen, als wollte sie die Zeit zurückdrehen und sich selbst die Chance geben, den Übergriff abzuwehren. Doch am Schluss landete sie immer wieder bei übergriffigen Männern. Julie gab sich selbst die Schuld. Heinz dagegen hatte sich nie richtig zu wehren gewusst. Er erduldete Julies Eskapaden ruhig, meist etwas alkoholisiert und versuchte, ihr eine Zuflucht ohne Schläge zu bieten, wenn Julie nach einer missratenen Affäre mit einem blauen Auge bei Heinz angekrochen kam. Beide zerstörten sich gegenseitig. Nur für einen kurzen Moment fanden die beiden als gut funktionierende Einheit zusammen. Dies war kurz nach Retos und Lenas Geburt. Einen flüchtigen Moment lang waren sie eine Bilderbuchfamilie.

Aber das Glück währte nicht lange. Obwohl sich beide redlich bemühten, gute Eltern zu sein, trotz der Liebe, die sie bis heute für ihre Kinder empfanden und auch ausdrückten: Ihre eigenen Probleme löste es nicht. Die wiederholten Selbstmordandrohungen der Mutter, die Männer, die kamen und gingen, und der immer leerer werdende Blick des in sich geflüchteten Vaters machten auch Lena und Reto bald zu instabilen Persönlichkeiten.

Reto flüchtete sich in Extremsportarten und powerte sich seine Ängste aus dem Leib, während Lena sich zu ritzen begann. Aber das lag ja alles so viele Jahre zurück.

Nun saß Lena bei ihrer Mutter im warmen Wohnzimmer, trank die besagte Tasse Kamillentee und studierte das Gesicht ihrer Mutter. War sie heute glücklich? Hatte sie geweint? Wenn Lena die Vergangenheit ihrer Mutter so vor sich ausgelegt sah, bewunderte sie Julie für ihre Stärke. Sie hatte Reto und ihr immer versucht, ein gutes Heim zu bieten. Sie hatte bei Hausaufgaben geholfen, immer warme Mahlzeiten zu Mittag gekocht und ihre Kinder in den Arm genommen. Manchmal war ihre Liebe etwas erdrückend, vor allem dann, wenn sie aus

Mangel eines männlichen Verehrers all ihre Zuneigung auf die Kinder projizierte. Wenn sie dann nach einer liebesgetränkten Phase eine Trennung erlitt und in die Depression verfiel, die Familie mit Selbsttötungsversuchen verschreckte, waren die Einschnitte in Lenas Gefühlsleben und auf ihrem Arm umso tiefer.

Heute sah Julie gut aus, dachte Lena, stabil und einigermaßen gefestigt. Konnte Lena es wagen, etwas eigenen Ballast zu deponieren und von ihrem Liebeskummer zu erzählen? Oder würde ihre Mutter, im eigenen Hamsterrad gefangen, Lena nicht zuhören können? Einen Versuch war es wert, zumal Lena reden musste. Also fing sie mit dem Tag der Betriebsfeier an, dem gelegentlichen Sex, den anfänglichen großen Worten und der Beinahe-Beziehung; sie erzählte, wie sie sich langsam zu öffnen gewagt hatte. Bald schon ging Lenas feste Stimme in erbärmliches Schluchzen über. Ihre Mutter streichelte Lena zärtlich über den Rücken und hörte aufmerksam zu. Es war in all der Schwere der Geschichte tröstlich, diese Mutternähe zu spüren, die warme Hand mit den rhythmischen Auf- und Ab-Bewegungen hatte etwas Einlullendes. Lena schilderte freimütig, wie sie schon bald eine wachsende Distanz zwischen Cedric und sich wahrgenommen hatte, wie sie sich des langsamen Zerfalls der noch so frischen Verbindung gewahr wurde. Aus einem Tag Funkstille wurden zwei, dann eine Woche, und zum jetzigen Zeitpunkt lag der Rekord bei ganzen vier Wochen, in denen Cedric ihre Nachrichten nicht beantwortet hatte. Schonungslos berichtete Lena vom demütigenden Zwang, diesem Typen immer mehr zu schreiben, je mehr er sich von ihr zurückzog. Wie sie ihm ihre ganze Gefühlswelt ungefragt vor die Füße gekotzt hatte und wie er dann tagelang nicht auf ihren emotionsgeladenen Erguss eingegangen war. Lenas Stimme brach, als sie ihrer Mutter gestand, wie sich, die durch Retos überraschenden Tod verursachten Verlustängste, mit der Verliebtheit in Cedric mischten. Das Ganze war so verknotet, ungesund und unschön, aber eine Spontanheilung schien nicht in Sicht, und durch Lenas belagernde Schreibereien entfernte sich Cedric jede Sekunde weiter. Dies wiederum schürte die kindlichen Ängste in Lena, und sie wurde noch anhänglicher. Ein beschissener Teufelskreis.

Ein Glück, dass Lenas Mutter eine einigermaßen gute Phase durchlebte und empathisch auf dieses Fiasko eingehen konnte. Sie sprachen über Retos Tod, dessen riesige Auswirkung auf die Leben aller Familienmitglieder. Sie unterhielten sich auch über Julies Suizidversuche, die dadurch entstandenen Minderwertigkeitskomplexe in Lenas Welt. Es war ein anstrengender, aber friedlicher Nachmittag, der viel zu schnell vorbei ging. Als die Wanduhr in der Küche halb fünf schlug, juckte Julie plötzlich auf wie ein gestochenes Huhn.

«Oh, schon so spät, Lena Liebes, ich muss mich umziehen und frisch machen. Ich treffe mich noch mit Röbi! Sei mir nicht böse, wir reden ein anderes Mal weiter über deinen Sandro.»

«Cedric, Mama ... er heißt Cedric. Und es ist o.k., wir hatten ja einen ganzen Nachmittag zusammen. Ich lass dich in Ruhe deinen heißen Abend vorbereiten. Mach keinen Mist Mama und versprich mir, dich nicht in traurige Gedanken zu stürzen, wenn der Röbi, der perfekte Superhengst, sich als normaler Durchschnitt entpuppt.»

«Keine Angst Lena, ich werde mir schon nichts antun, ich habe schließlich morgen noch Wäsche zu waschen.»

Die beiden lachten, es war ihr ganz eigener schwarzer Humor. Zumal der neurotische Reinigungszwang der Mutter, ein weiteres psychisches Relikt der Metzgerei, des Öfteren einen Freitod verhindert hatte. Die Wäsche sauber zu hinterlassen, war ein Grund, am Leben zu bleiben – es war zu einem Running Gag geworden.

Abseits von Mutters Blickfeld biss Lena sich in die zarte Haut zwischen Daumen und Zeigefinger und sog etwas Blut zwischen die Lippen. Trotz des Lachens konnte sie den Stich in der Magengegend nicht ignorieren. Die Wäsche, nicht etwa die Kinder, hatten die Mutter am Leben gehalten. Reto und Lena waren nicht Grund genug gewesen, Julies Lebenswillen zu entfachen. So fühlte es sich jedenfalls an. Auch heute noch.

Bevor Lena sich von der Mutter mit einer innigen Umarmung verabschiedete, suchte sie ein weiteres Mal das Klo auf, mit voller Blase wollte sie den halbstündigen Heimweg nicht antreten. Beim Wasserlassen verspürte sie einen unangenehmen Juckreiz am inneren Bereich ihrer Schamlippen. Weiß der Teufel, was sie sich bei diesem One-Night-Stand geholt hatte. Verflucht noch mal, für eine Stunde begehrt sein musste sie bestimmt mit einem widerlichen Scheidenpilz bezahlen, oder mit einem Tripper. Dreckskarma! Aber Lena wischte die Gedanken an ihre Gesundheit beiseite, sie wusste, sie würde sich eine Vaginalcreme in der Apotheke holen, das Thema Geschlechtskrankheit ignorieren und sich schon bald den nächsten sexuellen Kick suchen, um Cedric, Reto, ihre Eltern und ihr kleines spießiges Dasein zu vergessen.

Lena küsste ihre Mutter auf die rosige Wange, sagte tschüss und trat nach draußen in die Kälte. Auf dem Heimweg sang sie lauthals und ziemlich falsch mit dem Radio mit, fühlte sich stumpf. In der sonntäglichen Radiohitparade wurde eine neue Nummer 1 gewählt.

Sie dachte an Reto, wie sehr sie ihren Bruder vermisste. Lena war sich sicher, dass sich ihre Männergeschichten nicht halb so toxisch anfühlen würden, wäre ihr Bruder noch da. Er würde mit Lena reden, nicht zulassen, dass sie sich diesen ekligen Nachtschwärmern hingab. Reto würde mit Lena ernste Worte darüber sprechen, was so einen Burschen wie Cedric betraf. Er würde ihre Schulter zum Anlehnen sein, Lena würde diese ganzen belanglosen Typen gar nicht brauchen. Denn wenn Reto noch hier wäre, würde Lena keine Angst haben, sie würde sich sicher fühlen, geliebt, getragen und wahrgenommen. Klar, Sex würde sie trotzdem haben wollen, da würde ihr der Bruder keine Hilfe sein, aber Lena war sich sicher, dass sie eine schöne, echte Beziehung haben und alles wunderbar sein würde, wäre Reto am Leben. Alles wäre anders, einfacher ... farbiger. Aber Reto war weg, Lenas Vater ertrank in seiner eigenen depressiven Scheiße und Julie rannte, ähnlich wie Lena, dem nächsten Bestätigungsfick hinterher. Die Einsamkeit fraß sich fies in Lenas Glieder.

Sie zückte ihr Smartphone und schaltete es ein. Einen kurzen spannenden Augenblick lang hoffte sie auf eine Nachricht von Cedric.

Sie hatte tatsächlich eine Nachricht, aber nicht von Cedric, eine unbekannte Nummer.

Lena, ich bin für dich da, wenn du willst. Du kennst mich und doch bin ich ein Fremder. Aber ich bin in deiner Nähe. Du bist die hübscheste und aufregendste Frau, die ich kenne. Ab heute lasse ich dich nicht mehr allein. Ich weiß, klingt gruselig, aber hab keine Angst, wir werden uns vorsichtig und langsam kennenlernen. Gruß Reto

Sollte das ein schlechter Witz sein? Sie kannte nur einen Reto. Mit dem war sie verwandt und der zersetzte sich seit rund einem Jahrzehnt im Erdreich des dorfeigenen Friedhofs.

«Hallo Reto, ich weiß nicht, wer du bist. Falsche Nummer oder ganz miserabler Scherz. Gruß Lena», textete sie zurück.

Sie wartete einen Moment, aber dieser Reto hatte sein WhatsApp so eingestellt, dass nicht ersichtlich war, ob er online war und die eingegangenen Nachrichten geöffnet hatte. Lena durchsuchte angestrengt die Adresskartei in ihrem Kopf: Wer könnte ihr da geschrieben haben? Reto, Reto, Reto ... sie kannte wirklich keinen Typen mit diesem Namen, außer ihren Bruder. Vielleicht einer dieser schnell abgehakten Mitternachtsaufrisse, ein bierdurchwucherter Nummerntausch nach nichtssagenden Discosex-Stunden? Musste wohl so sein, nicht mal mehr an die Namen ihrer Bumsereien konnte sie sich erinnern. Puh, das nahm ganz schön schlampige Ausmaße an. Lena nahm sich vor, ab jetzt etwas vorsichtiger rumzumachen und nicht gleich jedem Pseudoalphamännlein ihre Handynummer aufs Auge zu drücken. Obwohl ihr klar war: Wenn die Sehnsucht gesehen zu werden ruft, dann ist Lena zur Stelle, mit ausgeschaltetem Hirn und weit gespreizten Beinen. Gott, war sie widerlich, igitt! Dennoch freute sie sich doch etwas über diese kleine Genugtuung von einem Fremden, immerhin schien dieser Reto von ihr angetan, wenigstens einer. Mal sehen.

Eine zweite Nachricht wanderte in den WhatsApp-Eingang. Aber es war nur Meli, die fragte, wo zur Hölle Lena denn ihre Nacht verbracht habe, nachdem sie ohne Abschiedsworte mit dem Glotzer abgerauscht sei.

Lena liebte ihre Freundinnen, sie kannten sich ein halbes Leben lang, und Lena vertraute ihnen blind. Und doch wollte sie ihre Kolleginnen nicht ständig mit ihrem Psychozeugs zutexten, sie wollte ihnen nicht zur Last fallen. Manchmal sorgte Lena sich sogar, dass sie ihre Freunde manipulativ an sich fesselte, wenn sie ihnen von ihren Tiefen und Selbstverletzungen berichtete. Sie wollte nicht, dass ihre Leute nur nett zu ihr waren, weil sie sie für schwach hielten und dachten, sie mit Samthandschuhen anfassen zu müssen. Sie wollte die Zuneigung ihrer Clique nicht mit frisch gebackenen Sorgen erkaufen. Würden ihre Freunde auch eine gesunde, komplikationsfreie Lena lieben? Sie glaubte irgendwie nicht daran.

Der Heimweg ging mal wieder irgendwo in der kosmischen Zeitordnung verloren. Ein erneuter Blick auf Lenas Telefon zeigte, dass sich ihr Vater gemeldet hatte. Er war mit seiner Gisela für eine Woche nach Paris in den Liebesurlaub abgedüst und erinnerte Lena gerade daran, seine Katze zu füttern. Lena bog ab, lenkte in die Straße ein, in der ihr Papa sein Domizil hatte, und schrieb während der Fahrt eine SMS an ihren Vater zurück, dass sie direkt unterwegs zum Stubentiger sei, wobei ihr kleiner Honda gefährlich um die Mittellinie schlingerte. Nichtbeherrschen des Fahrzeugs, nur gut, dass hier auf dem Land doch nur wenige Polizisten im Einsatz waren. Niemand bemerkte den nonchalanten Fahrstil Lenas. Sie lächelte etwas, gefährliche Aktionen gaben ihr immer ein belebtes Glücksgefühl.

Kaum hatte Lena den Schlüssel ins Schloss gesteckt, war hinter der Tür schon das herzerweichende Gemaunze von Tiger zu hören. Warum die rabenschwarze Katze Tiger hieß, war heute nicht mehr ganz klar, aber nicht minder lustig. Lena schlüpfte in die Wohnung und nahm das schwarze Fellknäuel in die Arme. Sofort stieß Tiger seinen Kopf gegen Lenas Kinn, schnurrte und ergab sich genüsslich allen Streicheleinheiten, die er von Lenas Hand ergattern konnte. Sie stellte den Kater auf seine vier Pfoten und holte einen Beutel Katzenfutter aus dem Schrank. «Darf's heute Lachs sein, der Herr, oder gelüstet es Sie nach Geflügel?» Tiger gab ein sabbriges Schmatzen zur Antwort, woraus Lena zweifelsfrei Lachs schloss, oder Geflügel? Ach egal! «Du hast Geburtstag, mein Junge, wenigstens einer soll hier ein geiles Leben haben. Komm Süßer, kriegst sowohl Lachs als auch Geflügel. Hau rein.»

Während Tiger ungeachtet westlicher Tischmanieren geräuschvoll seine Mahlzeit runterschlang, checkte Lena erneut ihre Nachrichten. Und siehe da, Cedric hatte sich gemeldet.

Hi Lena, bei mir ist alles super, hab' grad viel um die Ohren, weißt ja, dass ich immer hundert Sachen im Köcher habe. Ich wünsch dir noch einen schönen Abend.

Lena musste sich hinsetzen. Wie immer, wenn sie ein Lebenszeichen von Cedric las, beschleunigte sich ihr Puls um das Hundertfache, sie fühlte sich nervös und zittrig. Die Nachricht war nett geschrieben. Nett, die kleine Schwester von Scheiße. Nichts Persönliches, oberflächlich, eben nett, da war nichts zu meckern. Aber es erfüllte nicht im Ansatz Lenas Sehnsucht, es war nett, aber zu wenig. Es war nie genug, es löste mehr Leere aus, als wenn er sich gar nicht gemeldet hätte. Sie wollte ein Zugeständnis, sie wollte Treueschwüre, Komplimente, sorgenvolles Nachfragen, sie wollte mehr, sie wollte zum Henker noch mal alles. Schon kullerten sie, die ewigen Salzperlen. Lena weinte, sie flennte in Tigers Fell, drückte den kleinen samtig weichen Kater an sich und knuddelte sich den gröbsten Schmerz aus der Seele.

Eigentlich hatte sie sich vorgenommen, nach einer Cedricschen Antwort selbst einige Tage verstreichen zu lassen, bis sie sich wieder bei ihm melden würde, sie wollte sich rar und spannend geben, den Gummibandeffekt erzwingen, der Cedric zu ihr zurückschnalzen lassen würde. Aber ungezügelt und gedrängt von unsichtbarer Hand schrieb sie sogleich zurück.

Hi Cedric, schön zu hören, dass es dir gut geht, das hast du auch verdient. Was hast du denn so für Projekte in der Pipeline, sicher hundert Frauen am Start? Oder was? Dir auch einen schönen Abend!

Die Eifersucht, die sie verspürte, war knüppelhart. In ihrem Text versuchte sie, scherzhaft herauszufinden, ob Cedric sich durch die weiblichen Köstlichkeiten seiner Umgebung bumste. Die Textnachricht, die Lena verschickt hatte, fühlte sich in ihrem Inneren schwer an. Sie hatte sich schon wieder uninteressant verhalten und viel zu offensichtlich verliebt. Sie fand sich eklig und aufdringlich. Ihre schön formulierten Grüße hatten einen schalen, abgestandenen Beigeschmack, es war, als hätte Lena sich erniedrigend prostituiert. Ihr war schlecht. Kein Wunder, dass sie von keinem Mann geliebt wurde.

Als Tiger irgendwann keine Lust mehr hatte, sich von Lena das Fell mit Salzwasser nässen zu lassen, wand er sich aus ihrem Griff und verschwand zum Katzentor raus in die Nacht. Ja geh nur, du Schwerenöter, dachte Lena.

Ein heißes Bad und eine Brokkoli-Suppe später warf sich Lena zwei Valium ein, die sie ihrer Mutter während ihres Urinierens, aus dem Badezimmer gemopst hatte. Süßes Vergessen, willkommener Schlaf. Tschüss Welt, genug für heute. Und während Lena auf und davon in traumlose Schwärze sank, stahl sich eine weitere Nachricht auf ihr Telefon. Leise und unbemerkt. Unbekannte Nummer.

Mutterfreuden mit Aprikosenkuchen.

Die letzte Woche war im dichten Rauch des Alltags unbemerkt vorbeigezogen. Nachdem Lena am Montagmorgen eine erneute Nachricht des unbekannten Reto gelesen hatte, war in den folgenden Tagen nichts Aufregendes mehr geschehen. Eigentlich hatte Lena schon in der Nacht auf Montag, um zwei Uhr morgens, einen schlaftrunkenen Blick auf ihr Telefon geworfen. Das tat sie immer, seitdem Cedric ihr einmal spät nachts eine Antwort verfasste hatte, damals mit einem Kuss-Emoji. Der Blödmann. Sie konnte sich noch gut an die wohlige Freude erinnern, die sie empfunden hatte, als mitten in der Nacht diese Nachricht von Cedric ihren Halbschlaf unterbrochen hatte. Es war fast so gewesen, als kuschelte er sich zu ihr ins Bett und hielt sie warm. Aber um ehrlich zu sein, war sie Cedric schon sehr lange keinen Mitternachtstext mehr wert. Sich selbst war Lena ja auch nichts wert. Sie konnte Cedric also gut verstehen. Aber dieser Reto, wer immer er auch war, der schien sich irgendwie für sie zu interessieren. Seine Kontaktaufnahme war zwar etwas beängstigend, aber auch so wundervoll schaurig schön. Wer er wohl war, und woher hatte er ihre Nummer? Und wie kam es, dass er sie zu kennen schien, aber Lena keinen blassen Schimmer hatte, woher die Bekanntschaft stammte?

Jedenfalls hatte er ihr irgendwann am Sonntagabend geschrieben:

Lena, schlaf gut. Bestimmt bist du wunderschön, wenn du warm eingewickelt in deine Decke den Schlaf der Gerechten schläfst. Ich weiß, du wurdest oft verletzt, aber ich würde dich niemals zurückweisen oder dir schaden. Glaub mir, ich bin kein zu fürchtender Stalker oder so. Du kannst mir jederzeit schreiben, wenn dir danach ist. Und ich werde mich sicher bald zu erkennen geben. Gute Nacht!

Wer verdammt noch mal war dieser Fremde? Ohne Genaueres zu schildern, hatte Lena vorsorglich die Nummer in ihrem Kollegenkreis versendet, in der Hoffnung auf Infos. Aber es war nichts zu finden, niemand schien die Nummer zu kennen. Er hatte auch kein Profilbild bei WhatsApp und keine Statusmeldung oder so. Mister X, Anonymus, eine V*endetta* der verschmähten Weiber. Seine Formulierungen an Lena waren persönlich, warmherzig, und er ahnte oder wusste von ihrem Leiden? Dabei besprach Lena sich doch hauptsächlich mit ihren besten Freundinnen, vor allem, was diese sinnlose Liebelei anging. Anfangs, als die Cedric-Episode noch etwas Vielversprechendes an sich gehabt hatte, als es noch gewirkt hatte, also könnte etwas Wertvolles und Festes entstehen, da hatte sie ihren Freundinnen Screenshots seiner Nachrichten geschickt. Dann diskutierten sie zusammen stundenlang zusammen über Cedrics Wortwahl und wie diese auszulegen wäre, sie spekulierten darüber, was die Nachricht aussagen könnte. Sie zerredeten und zerpflückten jedes seiner Worte und waren sich einig: «Komm, der will was von dir, das ist doch klar. Der steht auf dich.»

Nur leider waren die Nachrichten ja dann eben kontinuierlich weniger und kürzer geworden und irgendwann war der heiße Lover ganz verstummt. Es war vor allem dieser langsame, unaufhaltsame Zerfall, der so niederschmetternd mitanzusehen war, so schlimm, dass Lena den kompletten Chatverlauf gelöscht hatte, all die anfänglich verschmusten Zeilen und Hoffnungsträger. Sonst würde sie Gefahr laufen, wie eine Süchtige immer wieder die ersten Texte durchzulesen und sich in den Erinnerungen an den Anfang zu verlieren. Was nun diesen Reto anging, wollte Lena diese spannende Sache für sich selbst erleben und vorerst niemanden einweihen. Sie würde also erst mal keinem davon erzählen, wer wusste schon, was da entstehen könnte. Doch bevor sich Lena am Montag nach nur zwei Nachrichten von Reto schon wieder viel zu viel Romantik ausmalen konnte, holte sie sich selbst in die Realität zurück, indem sie sich noch vor dem Frühstück mit der Rasierklinge schnitt. Nicht zu tief, nicht lange, nur gerade so, dass sie sich lebendig leicht fühlte und sicher. Mit diesem Ritual konnte Lena dann innerlich den Schalter von der verkorksten Psychotante zur professionellen Konstrukteurin umlegen. Mit dem Blutstropfen und dem leichten Brennen verbannte sie alle Gedanken an die blöden, unsensiblen Männer dieser Welt in den üblichen Schneideschmerz und machte in ihrem Kopf Platz für die Projekte und Aufgaben im Büro. Sie mochte ihre Arbeitsstelle und arbeitete eigentlich gerne, es gab immer viel zu lachen im Team und sie fühlte sich ernst genommen und kompetent.

Doch kurz bevor Lena vor vier Tagen am Montagmorgen das Haus verlassen hatte, um sich für den Rest der Woche von haufenweisen Angelegenheiten absorbieren zu lassen, hatte sie sie ihre Antwort für diesen Reto zusammengeschustert.

Guten Morgen Reto. Ich kenne dich nicht und hübsch im Schlaf bin ich auch nicht. Wer bist du nur? Ich muss zugeben, du machst es spannend und etwas ängstlich bin ich auch. Zieh dir die Maske aus und zeig mir dein Gesicht, Fremder!

Vielleicht war es ein ehemaliger Kollege vom Studium, da hatten sie natürlich Listen mit allen Telefonnummern, ohne dass sie selbst jegliche Klassenkameraden im Telefon abgespeichert hätte. Und in der intensiven Hochschulzeit hatte sie sicher einige Infos von sich preisgegeben, zumal die Narben und Wunden auch den Mitstudenten nicht verborgen geblieben waren. Aber ein Reto war zu ihrer Zeit nicht in ihrem Studiengang anwesend gewesen, das hätte sie sich gemerkt. Möglicherweise einer der älteren oder jüngeren Studenten? Das wäre plausibel. Aber wieso erst jetzt, das Studium lag gut drei Jahre zurück. Und die Berner Studierenden kannten sich auch zwischen den älteren oder jüngeren Jahrgängen, war halt so ein Kantonsding, an einen Reto vermochte sich Lena echt nicht erinnern. Auf jeden Fall war dieser Reto dem Dialekt seiner Nachrichten nach zu urteilen Berner ... *Lena Holmes, löst die Fälle, die sonst keiner zu lösen vermag!* Na ja, immerhin schien der Typ wirklich aufmerksam zu sein, und seine Nachrichten kamen Lena aufrichtig vor. Trotz seines suspekten Auftritts fühlte sich

Lena zu Retos Texten hingezogen. Ein winzig kleiner Funken Hoffnung ließ ihr Herz für eine Nanosekunde stillstehen.

Nun war bereits Donnerstagabend, die Arbeiten im Büro schon fast erledigt. Freitag hatte Lena frei, drum stand jetzt also ein nutzbarer Vorwochenende-Umtrunk mit Meli an. Und dann am Freitagnachmittag würde Lena sich mit *den Mädels* treffen, mit ihren alten Freundinnen aus der Schulzeit. Seit diese alle verheiratet waren und ein Rudel Kinder in die Welt gedrückt hatten, trafen sie sich oft an Lenas freiem Freitag zu Kaffee und Geläster. Dabei wurde genüsslich darüber geplaudert, wer denn nun ein zweites Kind geboren hatte, wer in die Scheidungsrunde überging, wer neuerdings wieder Single war und wie korrekte Kindererziehung zu funktionieren hatte. Obwohl sich Lena mit ihrem babylosen Singleleben – ab und an – wie ein Fremdkörper vorkam, fühlte sie sich doch von der Runde getragen und geliebt. Sie kannten sich alle schon so lange, hatten Höhen und Tiefen erlebt, und Lena wurde akzeptiert, wie sie war. Nur wenn dann vierzig Minuten lang darüber diskutiert wurde, wie die Aprikosen auf dem Früchtekuchen anzuordnen waren, hielt sich Lena zurück und klinkte sich lachend aus der Hausfrauenfront aus. Sie taten sich gegenseitig gut. Lena gab ihnen Einblicke in den Berufsalltag, welchen die Mädels für Kind und Kegel an den Nagel gehängt hatten, Lena durfte dagegen Familienluft schnuppern. Es war o.k. so. Lena freute sich auf den morgigen Plausch. Alles könnte super sein, aber ihre (nicht) potenziellen Liebhaber schwiegen sich alle aus. Wieso schlug der Gedanke an diese Arschlöcher immer wie ein russischer Berufsschläger in ihre Stimmung rein?

Gerade jetzt verschickte sie den letzten Plan der Zahnradkonstruktion an die Auftragsfirma und verschwand dann für eine Pipirunde auf dem Klo. Beim Händewaschen starrte Lena in den Spiegel, starrte und starrte, so angestrengt, bis das Bild vor den Augen zu verschwimmen begann und die Gesichtszüge seltsam ineinanderflossen. Als Kind hatte Lena das oft getan, dabei immer gedacht, die inneren Dämonen kämen so sichtbar zutage, eine Fratze mit undefinierbaren Konturen. Einfach so lange wie möglich in den Spiegel glotzen, und die Monster der Seele zeigen sich für jeden sichtbar im Gegenüber. Hübsche Kindergedanken, nicht wahr, seit jeher wohl etwas krank in der Birne die Lena, hmm?

Sie zückte den Kajalstift, den sie vor dem Kloantritt in die Hosentasche gesteckt hatte, und zog den Lidstrich nach. Dann wusch sie sich die Hände ein zweites Mal, zwinkerte ihrem

Spiegelbild zu und streckte sich danach die Zunge raus. Der Lehrling hatte heute Berufsschule, sie hatte den Zwei-Personen-Büroraum den ganzen Tag für sich allein gehabt. Sie genoss diese Stille. Zum einen, weil sie bei ihrer Arbeit wirklich gut und schnell vorankam, wenn der Azubi sie nicht ständig mit Fragen löcherte (Mein Gott, das habe ich nun schon hundert Mal erklärt, bitte schreib dir auf, was ich sage und lenk deine Konzentration mal von Snapchat und Insta auf deine Lehre mein Junge). Aber zum anderen auch, weil Lena in den Arbeitspausen ihrer Obsession frönen und sich fesselnde Bilder, Dokus und Berichte von Serienkillern und Amokläufern reinziehen konnte. Die Massaker in den Schulen der USA und speziell der eine Protagonist eines bekannten Amok-Duos faszinierten sie letzthin ungemein. Sie konnte sich in diesen Jungen hineinversetzen, nicht nur in seine deprimierte Teenagerseele, sondern auch in den Blutrausch, den Mordgenuss und das inszenierte Böse. Die ultimative Rache an der gemeinen Welt, die niemals Platz für Andersartigkeiten zu haben schien. Das Lächeln des Jungen auf den Bildern im Internet machte Lena ganz nervös – wie gerne würde sie mit dem Buben zusammensitzen, Pläne schmieden, den Frust in gewaltfantastischen Sequenzen freisetzen. «Ich mag diesen Typen irgendwie ein bisschen», flüsterte

Lena in die Stille des Büros und kam sich dabei verwegen und wild vor.

Natürlich hatte sie der eigene Verlust eines geliebten Menschen die Trauer und den Schmerz gelehrt, die ein plötzlicher dramatischer Tod auszulösen vermochte. Als Reto gestorben war, war es, als sei ein Teil von ihr mit ihrem Bruder für immer im Krematorium verbrannt worden. Eine klaffende Lücke, die zu füllen sie niemals imstande sein würde – Lena war seit damals eine unfertige Existenz. Niemandem wünschte sie, den zu frühen Abgang eines wichtigen Menschen erleben zu müssen, darum war Mord auf ganzer Linie inakzeptabel. Und doch, dieser Amokläufer hier, rührte sie, das Monster in ihm war ihr nicht völlig unbekannt. Seinen bitteren Schüssen war ein langer Leidensweg vorangegangen. Ach, wenn die Knaben doch damals ein wenig durchgehalten hätten, vielleicht wäre es für sie zu besseren und glücklicheren Gedanken gekommen. Aber was, wenn nicht? Jeder hatte das Recht auf Frieden, selbst wenn dem ein Homizid vorangehen musste. Auch wenn die Schützen ein Massaker angerichtet und andere mitgenommen hatten in die Finsternis ihres Freitodes. Lena befürwortete natürlich nicht das reale, kaltblütige Niederschlachten von unschuldigen Mitmenschen. Aber sie verstand die Tat trotzdem, den erweiterten Suizid, den geplanten Abgang mit Pauken und Trompeten. Einmal richtig wahrgenommen werden, mit schrecklicher Gewalt, ein Ende mit einem riesigen roten «SEHT MICH ENDLICH AN!»

Lena hatte ein Foto von einem der Täter auf ihrem Smartphone. Wann immer sich in Lenas Gedärm Raserei, Wut und die Hilflosigkeit gegenüber allem und jedem, wie Lava verbreitete, weil sie sich unverstanden oder abgelehnt fühlte, schaute sie sich dieses Bild an. Und verehrte ganz still und heimlich diesen Jüngling ein klein wenig, für seine kurze Schreckensherrschaft, aber auch für den fürsorglichen Menschen, der er gemäß seinen Freunden zuvor gewesen war. Lena war sich bewusst, dass diese Faszination unnormal und pervers erscheinen musste, und darum erzählte sie auch keinem von diesem Idol-Bildchen auf ihrem Telefon. «Zeig mir deinen Verlauf auf Google und ich sag dir, wer du bist.» Der ganze blinde Selbsthass, die ewig drehenden Gedankengänge, die körperlichen Schmerzen, das unerträgliche Gefühl, anders zu sein; sie kannte das alles bis zur Verblödung. Wenn all diese Gefühle noch mit Mobbing einhergingen, dazu einseitige unerwiderte Liebe kam (auch dies konnte sie nachempfinden ... nicht wahr Cedric, du Lusche!), wenn der hormongeflutete Jugendkörper sonstige körperliche und geistige Veränderungen und Wachstum verkraften musste, dann konnte das einfach zu viel werden. Ja, die beiden Amokläufer hatten den Mord monatelang ausgeheckt, waren sich auch der Tatsache bewusst, dass sie aus dieser Geschichte nicht lebend würden entkommen können. Aber allein die Planung musste heilend für die wunden Seelen gewesen sein. Sich in diese hasserfüllten Tagträume hineinzuversetzen, sich mit einem Gleichgesinnten darüber zu unterhalten und daran zu arbeiten stellte Lena sich sehr energetisch vor. Bis dann die Umsetzung von der Träumerei zur Realität als einzige unausweichliche Lösung erschienen und ein Zurück nicht mehr machbar gewesen war.

Ja verdammt, sie konnte diesen beiden Jungen wirklich nachfühlen, erkannte sich in ihnen und besonders in dem einen traurigen Gesellen. Er wollte Liebe geben, seine Liebe wurde mit Füßen getreten und er antwortete mit Rache und Wut. Irgendwie war Lena den Jungs für ihre Tat sogar dankbar (du meine Güte Lena, das ist doch wirklich nicht o.k. so etwas zu denken), dadurch konnte sie sich berauschen, ohne selbst solche krassen Maßnahmen in Betracht ziehen zu müssen. Die Jungs waren wie Jesus gewesen, der sich für die Sünden aller Menschen ans Kreuz nageln lassen hatte. So hatten die beiden für alle, die fühlten wie sie, den Hass in die Welt hinausgetragen, alle armen geplagten Seelen erhielten durch diese eine Tat Erleichterung. Lena hatte beschlossen, den einen Schützen gedanklich neben sich als imaginären Freund mitlaufen zu lassen, sie redete sogar ab und zu mit ihm und stellte sich vor, er und sie würden sich – ganz à la *Bonnie und Clyde* – den Weg zu Ruhm, Ehre und vor allem Liebe freiballern.

Es ging Lena bei dieser Vorstellung darum, jemanden gefunden zu haben, der in denselben mentalen Schleifen festhing. Die ewige Musik im Kopf war leichter zu ertragen, wenn man im Duett singen konnte. Lena hatte viele Bücher über Mörder gelesen, es war bewegend, durch ein Fenster in das Leben solcher Menschen hinein zu spähen. Die Delinquenten anzuhören, die oft ursprünglich niemandem wehtun wollten, aber selbst so dermaßen unglücklich waren. Es tat Lena in der Seele weh, zu lesen, dass Familien der Gesetzesbrecher ihre Liebsten gleich zwei Mal verloren hatten: Zum einen physisch durch die meist ausgeführte Selbsttötung, den Kopfschuss nach dem begangenen Verbrechen, zum anderen aber auch, weil die Vorstellung, die die Angehörigen von ihren Liebsten hatten, in vieler Hinsicht nicht an die Realität anknüpfen konnte. Die Mörder, die doch gute

Zukunftsperspektiven hatten, ihr Leben im Griff zu haben schienen, Reisepläne schmiedeten, Wesen mit liebevoller, mitfühlender Haltung waren, und dann dieses hasserfüllte, Zweite Gesicht zeigten. Der eine Junge des Schulmassakers war todtraurig gewesen und wusste nicht, wie er sich Hilfe holen konnte. Zog sich still leidend zurück, ertrug alles stumm und flüchtete sich in Fantasien. Der einzige Weg aus diesem schwarzen Sumpf schien der Amoklauf mit seinem Kumpel zu sein; der Plan verdichtete sich. Die Umsetzung der anfänglichen, gedanklichen Zuflucht wurde zur scheinbar besten Option, die endlosen Gedanken zum Verstummen zu bringen.

Man wusste doch sowieso bei keinem Lächeln, was dahinterstecken mochte. Menschen waren oft naiv und einfach gestrickt; sie wollten daran glauben, dass hinter jeder bösen Tat ein verständlicher Grund lag. Sie wollten Gut und Böse mit simplen Merkmalen unterscheiden, sie wollten Schuld zuweisen, und sich selbst bei den schlimmsten Tragödien als Ausnahme sehen. Die Menschen wahrten Distanz zu üblen Geschichten. «Uns passiert so was nicht, wir sind normal.» Aber so klar definiert war nun mal nichts, nicht hinter jedem Mörder steckte ein Monster, nicht hinter jedem Triebtäter ein Opfer frühkindlichen Missbrauchs, nicht hinter jeder Hure ein verkauftes, armes, Roma-Mädchen. Das Leben war keine Medaille mit zwei goldenen Seiten, es war ein vielkantiger Würfel, der je nach Windrichtung auf unterschiedlichen Flächen zu stehen kommen konnte.

Lenas Therapeutin, zu der sie alle drei Wochen ging, fand diese Obsession für Serienkiller nicht weiter schlimm, man musste nicht gleich alles pathologisieren, erklärte sie. Sie sagte Lena, solange sie sich nicht inspirieren ließ und Notizen für ein eigenes Amoklaufen zusammentrug, sei dieses Hobby nicht weiter besorgniserregend. Natürlich war Lena in Therapie, musste sie sein. Ihre Eltern waren zwar selbst psychisch etwas angeschlagen, aber sicher nicht dumm. Seit Lena sich zum ersten Mal willkürlich die Arme blutig geschnitten hatte, wurde sie zu einer Fachperson geschickt, um sich gesund reden zu lassen. Diagnostiziert wurde bei ihr eine Borderline-Persönlichkeitsstörung mit selbstverletzendem Verhalten und obendrauf, quasi als Sahnehäubchen, gab es wiederkehrende depressive Episoden. Ihre Mutter, ebenfalls Borderliner, der eine psychiatrische Hilfe nicht oder leider erst sehr spät zuteilwurde, versuchte Lena einen Leidensweg wie den eigenen zu ersparen und sie deswegen mit auswärtiger Hilfe einzudecken. Ob es half?

Manchmal ja, manchmal nein ... es war ein langer Weg zur Glückseligkeit, oder wenigstens zu anständigen Ruhephasen. Aber hey, immerhin kam Lena so zu einigen netten Benzos, mit welchen sie sich ab und zu in Watte packen durfte, wenn die Suizidgedanken und die Zerrissenheit unerträglich wurden.

Lena fuhr aus ihren Gedanken hoch und den Computer herunter, drehte das Radio aus und verließ mit der tödlichen US-Schulschießerei im Kopf die Arbeitsstätte. Mit freundlichem Gruß und einem Lächeln für ihre Berufskollegen. Die Welt ist krank!

Im Zug versuchte sie sich auf ihr Hörbuch, einen Thriller, zu konzentrieren, aber die Unruhe im Bauch war nicht mit den grusligsten Krimis der Welt zu übertünchen. Die Fragen schossen wieder einmal in ihrem Kopf umher wie ein kriegssüchtiger General. Wer war dieser Reto? Wieso fand er so liebevolle Worte für Lena und meldete sich dann plötzlich tagelang nicht mehr? Und was war mit Cedric? Wäre es ihm egal, wenn Lena sich in einen anderen Typen verlieben würde, oder käme er aus seiner komfortablen Ecke gekrochen, um für Lenas Gunst zu kämpfen? «Natürlich nicht, du doofe Gans», schimpfte Lena mit sich selbst für den nichtsnutzigen Gedanken, und schon verspürte sie den Drang der Selbstbestrafung. In einem unbeachteten Moment biss sie sich kräftig in die Hand. Kleine blutunterlaufene Zahnabdrücke schmückten sofort die dünne Haut. Wann immer Lena sich Schmerzen zufügte, verschwand ihr rationales Denken, und sie sank in diese kompakte Blase aus Träumen und Märchen. Sie stellte sie sich vor, wie sich alles zum Guten wenden würde. Ganz von allein, ohne Aufwand und Kraftakt. Manchmal blieb sie dann stundenlang in dieser weh-geschaffenen Seifenblase stecken, fand kaum mehr raus in die Wirklichkeit. Dann war es, als wäre all ihr Erlebtes auf ein Blatt Papier geschrieben, welches sie in den Händen hielt und sorgfältig las. Als wäre es ein spannender Lebenslauf einer Person, die sie nichts anging. Auf dem Papier stand geschrieben, dass Cedric sie nicht liebte, es nie tun würde. Oder dass ihr Vater Hilfe brauchte. Oder man konnte lesen, dass Lenas Bruder schon so lange tot war, dass man sich darüber unterhalten musste, was mit seinem Grabstein nach Auflösung der Ruhestätte zu tun war. All solche Sachen eben, aber es war ein fiktiver Roman, ganz fern, weit weg, nichts berührte sie. Alles, was auf diesem Fetzen Altpapier stand, war real, aber es war nicht ihre Wahrheit, diese Lena von der da die Rede war, kannte sie schlicht nicht. In diese Post-Verletzungsblase eingekuschelt, war es schwierig, zurück ins echte Leben zu finden, die Fakten anzunehmen. Es war angenehm ruhig in der Kugel, aber auf der anderen Seite gab es dort drin kein Zeitempfinden. In diesen runden Gebilden befand sich Lena in einem Vakuum. Alles stand still, war endlich aushaltbar, konnte sich aber auch nicht weiterentwickeln. Nun, im Zug nach Bern, riss sich Lena also zum tausendsten Mal gewaltsam aus dem dumpfen Watteluftschloss heraus und stellte in ihrem iPod Musik von Rammstein ein. Dabei konnte sie herrlich wütend sein auf die ganze Welt. Das war Lena dann auch.

Später, als sie mit Meli zusammen bei einer Weißweinschorle, in der etwas zu hipstermäßigen kleinen Bar saß, waren die düsteren Fantasien etwas zurück in die Dunkelheit der Psyche verschwunden. Lena und Meli palaverten über allgemeine Fragen zum Leben und gingen dann zum Gin über und zum Austausch der schlüpfrigen Erlebnisse der letzten Partynacht. Meli erzählte von dem blonden Hünen, den sie sich gegönnt hatte, und von seinen Finger- und Zungenfertigkeiten. Sie hatten nach der gemeinsamen Nummer ihre Nummern ausgetauscht und nach einer intensiven gemeinsamen Nacht ein normales Date auf dem Weihnachtsmarkt ausgemacht. Melis Wangen erhielten einen leichten rosa Schimmer bei ihren Ausführungen zu Blondie. Er hieß Sven Marthaler, war im

Marketing tätig und schien Meli den hübschen Kopf um 365 Grad verdreht zu haben.

«Seine Küsse sind wie wildes Brombeermousse, samtig weich und herb, und in Down Under hat er meinen Bären zum Brummen gebracht! Ich sag dir Lena, selten so einen gewieften Lecker im Bett gehabt. Findest du eigentlich, man sollte das Gemächt eines Mannes loben, wenn er so nackt vor einem steht? Also hab' ihm gesagt, dass mir sein Schwanz gefällt. Schien ihn richtiggehend zu motivieren», schmunzelte Meli. «Und nach dem lebensbejahenden Sex habe ich uns eine Flasche Wein aufgemacht und wir haben bis in die Morgenstunden gequatscht, du Lena, ich glaub dieser Sven und ich, das hat Potenzial.»

«Scheiße, Meli, das klingt ja perfekt. Wow, wenn du so erzählst, glaub ich, auch das könnte was werden.»

«Ja echt, nicht wahr! Und wie war es bei dir und mit dem Po-Glotzer?»

Lena schilderte kurz die unbefriedigende Zusammenkunft mit diesem Sauf-Flirt, aus dessen Wohnung sie sich rausgeschlichen hatte, nachdem er von Sex gesättigt eingeschlafen war. Die vorsätzliche Gefährdung durch ungeschützten Verkehr, den brennenden Ausfluss danach und das emotionale Tief, das dem Ganzen gefolgt war, verschwieg Lena wohlweislich. Es sollte schließlich ein heiterer Abend werden und kein Tränentrauerspiel. Sie redeten noch lange weiter, tranken, flirteten etwas mit männlichen Bargästen umher. Alle dreißig Minuten grapschte Lena nach ihrem Smartphone, keine Nachrichten! Jedes Mal, wenn sie die leere Anzeige vor sich sah, zerbröselte ein Stückchen mehr in ihr. Als Meli dann eine gezuckerte und witzig formulierte SMS von ihrem Svennie-Boy erhielt, konnte Lena nicht anders, als unschönen Neid zu empfinden. Dabei wollte sie sich für Meli freuen, sie liebte ihre Freundin und gönnte ihr alles Glück der Welt. Sie wollte sich wirklich freuen, doch das eigenwillige Gefühl stellte sich nicht ein, stattdessen kam die Wut zurück und richtete sich nach innen.

Lena stand abrupt auf und suchte die Toilette auf, sie schloss sich in der Kabine ein und ließ die Wut sichtbar werden, indem sie sich mit dem Hausschlüssel drei Kratzer in den Unterarm ritzte. Kleine Wunden, Wündchen wohl eher, kaum blutend, völlig unprofessionell und nichtig. Aber sie beruhigten Lena, ihre Atmung ging flacher, die aufkochenden Tränen verebbten, bevor sie über den Uferrand ihrer Lider treten konnten. Lena seufzte, urinierte kurz und schrieb währenddessen eine schnelle Whatsapp-Nachricht an Cedric.

Kennst du die Wut, die einfach so aus dem Nichts kommt?

Dann, kurz vor dem Absenden, entschied sich Lena einem Zwicken im Brustkasten folgend anders und schickte die getippten Worte an Reto.

Reto würde sie verstehen, da war sich Lena absolut sicher. Cedric hingegen würde sie eh nur wieder Stunden im Sumpf der Zweifel umherwaten lassen, um sie dann mit einer, von Unverständnis geprägten lockerleichten Juhuuii-Antwort elendig im Treibsand absaufen lassen.

Sie bestellten sich weitere Gins, langsam war Lena ganz schön angeheitert, und mit der Erheiterung erlangte sie Mut. Sie grinste den bärtigen Biertrinker an der Bar wohlgemut an, und kurze Zeit später hatten sich der Bärtige und seine beiden Begleiter zu Meli und Lena an den Tisch gesetzt. Gekonnt wurde geflirtet, lasziv gelächelt, der schmollend-kindliche Lolitablick von unten nach oben in nahezu perfektionistischer Darbietung eingesetzt. Lena fand den Bartträger wirklich sympathisch und sie unterhielten sich gut. Die ersten Infos waren bereits geflossen, der Austausch lief verheißungsvoll. Er hieß Christian, war zwei Jahre älter als Lena, arbeitete als Logistiker und hörte gerne Metal; alles in allem entsprach Christian einem Onlinedating-Profil, welches Lena angeklickt hätte, wäre sie denn auf solchen Plattformen aktiv gewesen. Der ausgeklügelte Algorithmus befand für Christian und Lena einen *Perfect Match*, eine passende Verbindung, eine vielversprechende Übereinstimmung. Sie tauschten Nummern aus, und Lena spürte den Kick der Eroberung, den Rausch. Das könnte was werden, wie aufregend. Es wurde noch einiges getrunken, gelacht, und man fühlte sich gut aufgehoben in der amüsierfreudigen Gesellschaft. Auch Meli ließ ihren Charme spielen und schäkerte mit Christians Begleiter, obwohl sie in Gedanken wohl eher an Svens Hosenstall nestelte. Aber noch war ja nichts definiert zwischen den beiden, und die Welt der männlichen Leckerbissen stand ihr noch immer offen wie eine Bäckerei mit All-You-Can-Eat Buffet. Warum also nicht zugreifen. Bon Appetit!

Wie immer kam die Stunde des Abschieds zu schnell. Beim Auf-Wiedersehen-Sagen drückten sich Meli und Lena ganz fest, die Wärme dieser Verabschiedung legte sich kurz aber wohltuend über Lenas Wunden. Die Jungs hatten sich schon vor zwanzig Minuten mit drei züchtigen

Wangenküsschen auf den Nachhauseweg gemacht. Christian versprach, sich zu melden. Lena freute sich auf das bonbonfarbene Ausharren in Erwartung einer SMS dieses angenehmen Burschen. Einer, der mal wirklich interessiert schien, und mit dem sie nicht gleich in der Kiste gelandet war, das klang doch super.

«Hei Liebes, schreib mir morgen, ich will wissen, ob Christian sich gemeldet hat ... Ich drück dich, halt mich auf dem Laufenden!»

«Ja klar, und du erzähl mir, wie's mit Sven weiterging. Wir bleiben dran Süße, das Leben findet nicht ohne uns statt!»

Sie warfen sich noch einen Luftkuss zu und verschwanden in entgegengesetzte Richtungen in der Dunkelheit. Lenas Weg führte über den Universitätsplatz zum Bahnhof. Und schon geschah es: Das kribbelnde eklige Gefühl schien erst abgelöst vom Körper hinter ihr her zu schleichen, dann holte es Lena ein und materialisierte sich in ihrem Gedärm. Die fiesen Fragen tauchten bösartig giggelnd vor ihrem inneren Auge auf. Es war, als stünde Lena neben sich, als würde ihr ein Teil von sich entgleiten. Nicht völlig schizophren, es war nicht eine Stimme, die von außen hereinzudringen schien, es war mehr so, als wäre da noch eine weitere Lena unterwegs.

«Wie du dich heute Abend aufführen musstest, du bist ja so peinlich. Die Scheiße, die du von dir gegeben hast, nur um diesem Kerl zu gefallen. Der wird sich sowieso nicht melden, denn du bist eine abgefuckte Nullnummer. Und dein Lachen, welches du für so sexy hältst, es klingt wie eine abgemurkste Katze. Deine Hände sind unweiblich, voller Kratzer und abgekauten blutigen Nagelränder ... komm schon, Männer stehen nicht auf solche Bauarbeiterpranken. Fett bist du auch, hässlich eh! Komm, geh nach Hause und mach die Tür zu. Keine Angst, ich komme mit dir mit. Wenn später nur noch du und ich gemeinsam im Raum sind, kriegen wir das hin, du brauchst keinen Kerl. Ich bin deine psychische Störung und ich kenne dich wie sonst niemand. Lass uns aus dieser Menschenmenge verschwinden, die werden dir alle nur wehtun. So wie Cedric. Auch Meli, hast du gesehen, wie sie dich bei dieser einen Anekdote, die du zum Besten gegeben hast, angeschaut hat? So verächtlich, so abwertend. Meli tut nur so, als ob sie dich mögen würde, in Wirklichkeit ist sie total genervt von dir. Alle finden dich im Grunde genommen Scheiße. Nur ich allein stehe zu dir und bin ehrlich in allem. Ich bin ehrlich,

weil wir zusammengehören. Du brauchst nur mich. Du wirst mich niemals los.»

Mit der eigenen, vorwurfsvollen Stimme im Kopf schritt Lena langsam zum Gleis zwölf. Unterwegs textete sie erneut Reto, den sie mittlerweile als Mister X unter ihren Kontakten gespeichert hatte. Auf die letzte Nachricht hatte er noch nichts erwidert. Hatte er etwa schon die Nase voll von ihr, wäre ja mal wieder typisch. Läuft doch eh immer so ab.

Reto, sag findest du auch manchmal alles so schwierig und verrückt? Ich fühle mich so gar nicht zugehörig in dieser Welt, als wäre ich ein Alien, auf immer zur Einsamkeit verdammt. ☹

Meli war immer der Meinung, Lena würde mit dem ÖV nach Hause finden. Darum war es auch o.k., wenn Lena sich völlig mit Gin zu dröhnte. Aber Meli wusste nichts davon, dass Lena die letzten Kilometer vom Endbahnhof nach Hause mit dem Auto zurücklegte – absolut betrunken fuhr und damit sich, alle Nachtschwärmer, egal ob Mensch, Fuchs oder Reh, wissentlich und vorsätzlich gefährdete. Rücksichtslos, der angewiderte Leichtsinn drang ihr stinkend aus den Poren. Im Büro, bei Freunden oder für ihre Eltern gab Lena immer ein mustergültiges Beispiel an Empathie, Strebsamkeit und Moral ab. In Wirklichkeit stand sie an Gleis zwölf und war eine Sekunde lang verlockt, sich bei der Durchfahrt des Schnellzuges einfach nach vorne fallen zu lassen. Aber sie stand doch wieder nur da und starrte auf die Räder des querenden Zuges. Die schweren hölzernen Balken, auf welchen die Gleise befestigt waren, gaben immer ein wenig nach, wenn die Räder das Gewicht des Zuges aufs Holz übertrugen. Es sah beinahe aus wie ein Herzschlag. Dadam, dadam, dadam, immer wenn die Räder ratterten, knickte das Brett etwas ein. Sah denn niemand sonst, wie wunderschön das war? Wie das verräterische Herz von Edgar Allan Poe, dachte Lena. Im Zug wurde ihr übel und sie benötigte ihre gesamte Willenskraft, die Kotze nicht in einem Schwall über die Bezüge der SBB-Sitze zu speien. Eine ältere Dame, Marke kreativ tätig, mit typischem Filzschmuck und Ohne-BH-Yogakleidung beobachtete Lena und schüttelte etwas angewidert ihren Kopf.

Blöde Schachtel, dachte Lena. Wahrscheinlich schreibt dein Seidenmal-Atelier in der Altstadt tiefrote Zahlen, aber weil du deinem reichen Ehemann im Hinterzimmer deines Geschäftes die verruchte sexy Hexy in Lack und Leder gibst, bezahlt er dir dein Defizit. Und du ihm seines, indem du das devote Weib gibst.

Wer von uns beiden ist denn nun peinlicher, hmm?!

Die erwähnte trunkene Fahrt mit dem Auto nach Hause ging mal wieder in Gedanken und in der ewigen Gin-Seekrankheit unter. Kurz musste Lena anhalten, übereilt die Tür aufschlagen und einen Schwall bittere Soße an den Straßenrand spucken. «Yeeha, was für ein geiles Leben, darauf stoß ich an!» Lena fing an zu weinen, sich zu bemitleiden, wie erbärmlich! Sie zückte ihr Telefon und wollte schon eine dramatische SMS an Cedric verfassen, doch sie hielt inne, atmete flach und lachte sarkastisch. Danach sah sie lange regungslos auf die dunkle Oberfläche ihres schweigenden Telefons und verbot sich, Cedric zu kontaktieren. Zehn Minuten später erwachte sie aus ihrer Starre, hinter sich sah sie ein Auto auf sich zu fahren. Eine Konfrontation mit einem anderen Fahrer war wohl bei ihrem Pegelstand keine gute Idee. Schnell schloss sie die Tür und drückte das Gaspedal bis zum Anschlag durch. Quietschende Reifen, schlingernd und mit tausend Schutzengeln bedacht, lotste Lena den kleinen Flitzer endlich nach Hause.

Sobald sie die Tür zu ihrer Wohnung geschlossen hatte, fühlte sie die Erleichterung der Einsamkeit. So sehr sie es hasste, keinen starken Partner zu Seite zu haben, so sehr liebte sie auch den Rückzug und die Abschirmung ihrer eigenen vier Wände. Aber nein, sie war ja gar nicht allein. Die Ratten Peter und Karl warteten schon und signalisierten Lena mit dramatischem Fiepen, das die beiden mindestens kurz vor dem Hungertod standen. Dabei waren die zwei Nager so kugelrund, ihre Bäuchlein immer so prall gefüllt, dass Lena daran dachte, sie auf Diät zu setzen. Sie musste grinsen, als sie ihren einzigen männlichen Mitbewohnern durchs Fell strich und ihnen das heiß ersehnte Futter kredenzte. «Lasst' s euch schmecken ihr Süßen!» Leicht torkelnd verließ Lena die beiden Nacktschwänze, die ihr Domizil im Wohnzimmer hatten, und begab sich ins Schlafzimmer. Sie holte ihr Telefon aus dem äußeren Fach des Rucksacks, wollte den Wecker stellen, um nicht den ganzen morgigen Tag im Alkoholdelirium zu verbringen, es stand schließlich auch noch einiges an Hausarbeit an. Sie erstarrte, als sie die Nachrichten auf dem Telefon sah, wie immer setzte ihr Herz beim Namen Cedric kurz aus, aber auch die aufblinkende Info, eine Nachricht von Reto erhalten zu haben, schickte ihren Magen auf Individualreise. Cedric schrieb:

Hallo Lena, Kleines. Frauen sind mir zu anstrengend, jedenfalls dauerhaft. Bin glücklich wie immer, Projekte sind vielseitig. Bis dann.

«Ach Cedric, du könntest mir ein Foto deines eigenen, noch warmen, im Klo schwimmenden Scheißhaufens schicken und ich wäre immer noch hin und weg vom Fakt, dass du an mich gedacht und mir geantwortet hast.»

Irgendwo hinter dem Frontallappen wusste Lena haargenau, dass dies nur wieder Höflichkeit war, eine oberflächlich gestaltete Freundschafts-SMS, aber sie war glücklich über seine Meldung, ein Druck Heroin. Die Droge Cedric fand mühelos den Weg ins Gehirn, Dopamin, Serotonin, Adrenalin. Was für ein süffiger Cocktail! Anschließend las sie die SMS von Reto, dem Unbekannten.

Lena, ja das fremde Gefühl kenn' ich leider auch zu gut, aber ich glaube fast, mit dir fühlte ich mich mehr zugehörig. Und die unendliche wilde Wut, auch sie ist mir wohl bekannt. Weißt du, die meisten Männer schicken den Frauen nur hin und wieder einen virtuellen Einzeiler, um sie warm zu halten. Einen Einzeiler eines Einzellers, echt jetzt Lena?! Ich bin anders. Mit mir hättest du jemand ehrliches, ich mag deine Knubbelnase, deine ersten grauen Haare und die zauberhaften Lachfältchen. Ich denke an dich beim Einschlafen. Gute Nacht, schlaf gut, Süße.

Es war erschreckend, Lenas Finger wurden kalt und taub und auf einen Schlag kehrte die Nüchternheit zurück. Dieser Reto wusste genau, wie er Lena schreiben musste, damit sie zu träumen wagte! Er fühlte sich an wie Medizin, er schaffte, dass Lena sich besser fühlte. Aber es war auch etwas ungeheuerlich, er schien ihre Tiefpunkte zu spüren und genau dann eine nette Message zu senden. Beobachtete er sie? Musste sie sich fürchten? Oder war er der Retter, den sie so verzweifelt in ihr Leben hinein sehnte? Sie beschloss, sich auf Reto einzulassen, der Name und die schmeichelnden Worte, die immer im richtigen Moment einzutreffen schienen, das konnte doch alles kein Zufall sein. Er schrieb ihr wirklich immer dann, wenn sie kurz davor war, in die peinigende Cedric-Falle zu tappen. Wer weiß, vielleicht war dieser Reto hässlich wie die Nacht und blieb deshalb im Verborgenen. Aber gerade sie, Lena, die alle für ihre Inhaltslosigkeit und ihre Wertungen bezüglich Aussehens verurteilte, konnte sich nun nicht dieselben oberflächlichen Schlüsse erlauben. Sie ließ Cedrics Nachricht unbeantwortet, obwohl sie dies schier unmenschliche Energien kostete, und wandte sich Reto zu.

Hallo Reto, ich danke dir für deine Komplimente, sie fühlen sich gut an, aber sehr ungewohnt. Solche Zuwendungen kenn' ich nicht so richtig und ich hadere damit, sie anzunehmen. Deinen Warnungen betreffend der anderen Männer sind gut gemeint, auch wenn ich mich frage, ob du mir wie ein Schatten gefolgt bist, um an diese Infos zu gelangen? Muss ich Angst haben vor dir? Werden wir uns treffen Reto? Schlaf gut, Fremder!

Nach diesen Worten kehrte die sanfte Benommenheit der vernichteten Drinks zurück. Lena schleppte sich zerstört ins Badezimmer. Dort schaffte sie es noch, sich abzuschminken, Zähne zu putzen und sich auszuziehen, dann legte sie sich erschöpft ins Bett. Sie schloss die Augen. Nach einem Sekundenschlaf erhielt sie eine weitere Reto-Nachricht.

Nein, du brauchst keine Angst zu haben, die Infos hab' ich nur, weil wir uns eigentlich schon sehr lange kennen und ich aber erst jetzt zu dir gefunden habe. Ich werde mich zu erkennen geben und hoffe, es entsteht etwas Gutes zwischen uns ...

Sie dachte an den mysteriösen Reto und an den Amokschützen aus den Staaten. Obwohl

Lenas Körper mit vierunddreißig Jahren die Mutter des siebzehnjährigen schießwütigen Amis sein könnte und die Verehrung eines solchen Buben beinahe an Pädophilie grenzte, nahm in Lenas Geist ihr Blind-Date-Reto das Aussehen des viel zu jung verstorbenen Schulmörders an. Es fühlte sich richtig an, gefährlich und sexy.

Therapiestunde. Verstehen Sie Borderline?

«Also Frau Hoffmann, wie ist es Ihnen in der vergangenen Woche ergangen? Beim letzten Mal haben Sie sich ja auch intensiv mit diesen Amokgeschichten auseinandergesetzt, wie ging es denn damit weiter?»

Die Therapeutin hatte einen neuen Haarschnitt, Lena beobachtete, wie sie immer wieder eine unbeugsame, widerspenstige Strähne hinter ihr Ohr zu streichen versuchte. Der Ansatz hatte beim letzten Treffen noch einen Zentimeter Ergrautes offen dargelegt, jetzt erstrahlte die komplette Frisur in sanftem Kastanienbraun mit einigen rötlichen Highlights. Die Geste des Haarzurückstreichens verlieh der fünfzigjährigen Fachperson etwas Mädchenhaftes, beinahe unprofessionelles. Zudem wippte Frau Reinhart heute andauernd mit dem rechten Bein, welches sie kokett über ihr Linkes geschlagen hatte.

«Guten Tag, Frau Reinhart. Na ja, die Woche war schwierig, ich war oft wütend. Ich habe so circa jeden Schnipsel, jedes Video und jedes Buch dieses einen Amoklaufes in mich aufgenommen und fühle mich in dieser Tragödie so seltsam zu Hause. Ist das schlimm? Ich kann meinen Freundinnen davon nichts erzählen, die denken doch, ich bin krank, also so richtig verwirrt im Kopf!»

«Machen Sie sich nicht zu große Sorgen, die Beschäftigung mit solchen Themen, die Ihre Wut und Verletztheit spiegeln, muss man nicht gleich als etwas Wahnhaftes betrachten. Sie bedienen sich da ganz klassisch der Überkompensation. Sie sehen in der Psyche dieser Schützen eine Parallele, die auch Ihre Wut auf die Welt wiedergibt und diese sicher auch etwas verstärkt, oder anders gesagt ausdrückt ... Borderline-Patienten legen oft Wut über ihre Trauer, weil sie damit besser umgehen können. Die Wut ist sehr energiegeladen, sie ist oft auch proaktiv. Während die Trauer eher passiv ist, und schwerer auf der Brust liegt. Übrigens machen depressive Patienten meist das Gegenteil: Sie sehen die Trauer als gesellschaftlich akzeptierter an als Wut und überdecken mit der lähmenden Trauerphase den aufkeimenden Zorn, welchen sie selbst als unreif verurteilen.»

«Aha, das wusste ich nicht. Ich denke, das kommt bei mir so hin, ich mag die Wut auch lieber als die traurigen Episoden. Die Wut fühlt sich mächtig an, ich sehe mich mit der ganzen Welt abrechnen. Die Trauer hingegen ist namenlos, drückt mich zu Boden und fühlt sich so feige an.»

«Wissen Sie, Frau Hoffmann, so lange Sie diese bösartigen Fantasien nicht in die Realität umsetzen und aus diesen Amokdokus keine Planungsgrundlagen beziehen und herausschreiben, denke ich, ist es o.k. sich darin etwas aufzulösen, für einen Moment jedenfalls. Wenn es Ihnen hilft, den Zorn durch Lesen solcher Tragödien zu kanalisieren und in den Buchstaben der Geschichten abzulegen, dann ist das erst mal in Ordnung so. Können Sie mir sagen, welche Gefühle entstehen, wenn Sie sich in solche Materie vertiefen?»

«In Gedanken schlachte ich die Menschheit ab, morde alle, die mir zu nahegekommen sind und mir wehgetan haben, egal ob vorsätzlich oder unabsichtlich, ich bin die rächende Amazone, ohne Gnade oder Skrupel. Aber solche Abscheulichkeiten begehe ich natürlich nur in meinem Kopf. Die sichtbaren Aggressionen kann ich immer nur gegen mich selbst richten, ich muss mir dann wehtun! Kennen Sie diesen Filmeffekt, der oft in Thrillern oder Horrorstreifen verwendet wird, wo man mit erhöhter Geschwindigkeit arbeitet, also nicht Slow Motion, sondern das Gegenteil? Und die Bewegung hinterlässt dann immer Lichtspuren, so als käme der Körper der vorgegebenen

Geschwindigkeit nicht hinterher. So fühlt es sich in mir drin an. Alles in mir läuft mit ungeheurer Schnelligkeit ab, man kann dem Treiben gar nicht folgen, der Körper bleibt dabei aber ganz ruhig und starr, oft ist mein Blick in die leere Ferne gerichtet. Diese Diskrepanz von Körper und Geist macht mich ganz hibbelig. Alle sehen mich an und denken mir gehts gut, aber ich rotiere, rase rastlos und viel zu schnell!»

«Hmm, Sie fühlen sich also geistig vom Körper entkoppelt. Das ist eine Empfindung, die oft von Borderliner wiedergegeben wird. Aber kommen wir nochmals auf diese Überkompensation durch Aggression zurück. In den Phasen, in denen Sie sich als so unberechenbar wütend erleben, ist in Ihnen der zornige Kindermodus am Drücker. Haben Sie das Kapitel über die verschiedenen Modi in unserem Hilfsbuch nochmals lesen können?»

«Ja, ich hab's mir durchgesehen, und es erscheint mir eigentlich durchweg logisch. Viele der Fallbeispiele kann ich sogar auf meine eigene Situation übertragen. Also da sind die bereits thematisierten Kindermodi in mir. Der freudige, ein guter Modus, der Spiel und Spaß ausstrahlt. Aber auch die zwei unschönen Kids, der schnell verletzte, traurige Kindermodus und der kleine Rotzlöffel, das wütende Balg.»

«Genau, sehr gut. Und wenn Sie sich von allen anderen um sich herum angegriffen fühlen, oder grundlos wütend sind, dann agieren diese beiden Kinder in Ihnen. Sie sind nicht per se schlecht, aber man muss ihnen Einhalt gebieten, darf sie nicht die Herrschaft über den erwachsenen Anteil an sich reißen lassen. Der freudige Kindermodus ist hingegen sehr wichtig. Kinder, die oft geschlagen wurden und nie etwas genießen durften, nicht spielen gelernt haben, müssen diesen spaßigen Teil in sich, diese ehrliche pure Freude erst wieder erlernen. Auch der traurige Modus ist o.k., man muss ihn aber selbst auch in den Arm nehmen können. Verstehen Sie das?»

«Ja, ich denke schon. Dieser kindliche Hofnarr ist bei mir ja trotz allem sehr ausgeprägt. Ich kann mich über Blödeleien freuen, kaufe mir ab und zu ein Kinderspielzeug, einen Zwirbel, Seifenblasenmacher, usw. Ich kann mich mit einem Schokoeis selbst sehr glücklich machen und darin tiefe Glückseligkeit empfinden. Aber die anderen Kinder, die wütenden und traurigen, sind leider genauso aktiv und kommen mir und meinem gereiften Erwachsenendenken immer wieder in die Quere.»

«Wir werden heute versuchen, in einer Visualisierung die Kinder etwas von der 34-jährigen Frau Hoffmann zu trennen. Keine Angst, wir tun diesen Kindern nicht weh, wir geben ihnen die Hand. Sie, Frau Hoffmann, werden versuchen, Ihr erwachsenes Ich dazu zu bringen, diesen Kindern den Moralfinger vor Augen zu halten, sie zu trösten und ihnen Manieren beizubringen, sofern nötig. Aber Schritt für Schritt. Fürchten Sie sich nicht, Frau Hoffmann, wir werden jetzt eine Imaginationsübung machen, in der Sie dem traurigen kleinen Hoffmann-Ich begegnen und dieses Mädchen vorsichtig an die Hand nehmen. Das ist alles, weiter gehen wir heute nicht. Sind Sie einverstanden? »

«Ja, glaub schon.»

«Also gut, zuerst schließen Sie die Augen. Wenn Sie Angst bekommen oder Bilder auftauchen, die Sie erschrecken, dann öffnen Sie die Augen wieder, o.k.? Wir erzwingen nichts auf Biegen und Brechen, und ich bin die ganze Zeit bei Ihnen. Um das Treffen zwischen Ihnen und Ihrem Kleinmädchen-Ich zu ermöglichen, stellen Sie sich einen Ort vor, an dem Sie sich sicher fühlen. Berge, Meer was immer Ihnen gefällt. Spüren Sie den Wind, ertasten Sie das taufeuchte Gras, es ist Ihr Ort, Sie allein bestimmen, wie er aussieht und hier kann Ihnen nichts geschehen. Haben Sie diesen Ort?»

«Mhm, ich bin in den Bergen, die Sonne scheint, der Wind ist heftig, eisig kalt, aber er tut mir gut.»

«Sehr schön, Frau Hoffmann. Nun stellen Sie sich vor, wie ein kleines Mädchen zögerlich auf Sie zu kommt, es hat vielleicht Zöpfchen oder einen lustigen Hut auf. Schauen Sie, es hat rosige Wangen und es ist etwas schüchtern. Denken Sie an Ihr Kinderfoto, dass Sie für die heutige Sitzung mitbringen mussten. Gehen Sie nun in die Richtung des Mädchens, strecken Sie ihm ganz vorsichtig die Hand entgegen und begrüßen Sie es ganz freundlich. Fragen Sie die Kleine, ob sie etwas braucht. Ihre Eltern, etwas zu essen, eine Umarmung.»

Lena ließ sich vollkommen auf die Übung ein, deren Sinn sie durchaus verstand. Der sichere Ort in ihrem Inneren war ein Ebenbild der Berner Alpen, die Luft war rein, der Himmel klar und die Sonne kurz vorm Untergehen, ein herrliches Alpenglühen. Den schönen Platz in ihrem Kopf zu finden war nicht schwierig gewesen. Aber die Sache mit dem Mädchen war mühsam. Seit jeher konnte Lena gut schauspielern, hatte sich immer wieder Rollen ausgedacht, um den Alltag zu meistern. Im Büro kippte sie zum Beispiel den Schalter auf seriöse Arbeiterin, kam nie zu spät an wichtige Sitzungen, war fleißig und genau. Die Rolle beherrschte sie aus dem Effeff. Auch wenn dem Arbeitstag am Vorabend eine fleischige Verletzungsorgie mit Rasierklingen vorangegangen war, tat Lena am nächsten Tag ihre Pflichten als gute Arbeitnehmerin. Die Rolle des lässigen, ausgelassenen Partygirls hatte sie schon lange perfektioniert, dort schickte sie aufreizende Blicke in die Runde, während sie an Suizid dachte und sich verabscheute. Auch die verruchte Schlampe im Bett war kein Problem; sie löste sich vom Körper ab, damit dieser alle die Begierden des Sexualpartners erfüllen und die Praktiken mitmachen konnte, die sie in Wirklichkeit anekelten, die schmerzten und alle ihre Grenzen überschritten. Sie konnte Sex genießen und Spaß haben, aber nur mit Vertrauen, und eben, dieses hatte Cedric erhalten und achtlos weggeschmissen, wie Verpackungspapier. Die fürsorgliche Freundin spielte sie ebenso wie die gute Tochter. Seit sie denken konnte, bewohnte ein ganzes Theaterensemble ihr Hirn. Und nun, da sie auf dieses imaginäre Mädchen zulaufen musste, wusste sie Fiktion nicht von Realität zu unterscheiden. Dieses freche junge Ding da sah süß aus, aber es war nicht ihr trauriges Kinder-Ich. Es war ein Fake, wie fies …! Ein gut gespielter Abklatsch dessen, was sie eigentlich in sich selbst finden sollte. Eine idyllische Postkartenkulisse mit einem verwöhnten Kinderstar. Was war echt? Das Mädchen schaute zu Lena und verzog die Lippen zu einem diabolischen Grinsen. *Hab' ich dich erwischt, hihihi ...*

Lena schreckte hoch.

«Alles falsch, ich manipuliere und sabotiere alle, sogar mich selbst. Ich kann das nicht, ich finde nur dieses fiese Ding in mir und keine echte, traurige, kleine Zopfliese. Alles ist falsch, ich bin falsch!»

«Ruhig, Frau Hoffmann, wie meinen Sie das, es ist alles falsch? Erklären Sie mir, was gerade passiert ist.»

«Wissen Sie, ich bemerke oft, wie ich die Leute um mich herum manipuliere, ich tue und sage Dinge, um zu bekommen, was ich will, meist Zuspruch, den ich mir selbst nicht geben kann. Egoistisch und abgrundtief schlecht! Manchmal schreibe ich meinen Freundinnen, dass es mir mies geht und dass ich mir wehgetan habe, nur um ihre volle Aufmerksamkeit zu erlangen. Ich spiele mit ihrem Mitleid. Oder wenn ich im Büro bin und wir über ein Projekt reden, dann setze ich eine wichtigtuerische Miene auf und agiere, als würde mich das alles total interessieren, dabei denke ich an den schwarzen Nebel, der mich umgibt. Oder ich schreibe diesem Cedric, Sie wissen schon, dieser Mann, der mich dauernd beschäftigt, dass ich ganz elendig traurig bin und hoffe, er schreibt mir dann, dass es keinen Grund zur Trauer gibt, weil er mich liebt.»

«Ich verstehe, was Sie meinen, Frau Hoffmann, Sie haben Mühe, sich selbst zu vertrauen. Sie wissen nicht, welche Empfindungen Sie als echt ansehen dürfen und wo Ihnen Ihr Schauspieltalent einen Streich spielt. In Ihrer Jugend, und auch schon lange davor, mussten Sie immer Rücksicht auf Ihre labilen Eltern nehmen, nicht wahr, daher haben Sie früh gelernt, das Gesicht aufzusetzen, das jeweils von Ihrer Umwelt gefordert wird. Und nun können Sie dieses Aufgesetzte nicht von den wirklichen Bedürfnissen abtrennen. Aber dieses Muster werden wir langsam, aber sicher durchbrechen, zusammen und in geschützter Atmosphäre. Dieser Cedric, was schreiben Sie ihm denn? Und wann merken Sie, dass Sie das dringende Bedürfnis haben, sich bei ihm zu melden?»

«Ich schreibe ihm ja nur per WhatsApp, treffen tun wir uns sehr selten. Ich spiele allen meinen Freunden vor, dass es mir mit Therapie und so besser geht, damit ich sie nicht mit meiner schlechten Laune vergraule. Aber diesem Cedric werfe ich ungefragt meine ganzen Probleme ins Gesicht. Wie einen Schneeball, *wusch* mitten in die Fresse. Und natürlich möchte er gar nicht in diesem Maße eingeweiht werden, es bringt ihn in eine unangenehme Lage. Er möchte einerseits freundlich und sozial kompetent erscheinen und muss daher auf meinen Scheiß eingehen, andererseits befindet er sich auf einer ganz anderen Fahrt, er genießt sein Leben in vollen Zügen, ist fröhlich und tut nur, was ihm gerade gefällt. Da ist kein Platz für meine Depri-Krisen, oft ist ja nicht mal für mein gespieltes, zufriedenes Ich, Raum in seinem Kosmos. Wissen Sie, am Anfang unserer, na ja sagen wir *Affäre*, hat er mir Komplimente gemacht und mich in den Arm genommen. Jetzt bin ich wie ein Junkie, ich will diesen ersten großen Kick wiederholen und versuche darum bei Cedric alles, um diese Glücksgefühle erneut zu erleben.»

«Sie melden sich dann also bei ihm, wenn's Ihnen ohnehin nicht sehr gut geht? Sie sehen, das ist eine erweiterte Form der Selbstverletzung. Sie wissen eigentlich, dass dieser Mann Ihnen nicht die gewünschte Unterstützung in der aktuellen Lage bieten wird, dennoch wenden Sie sich sehr intim an ihn. Sie erlauben ihm, Sie zu verletzen und Ihnen, verletzt zu werden. Immer wieder.»

«Ja, rational gesehen ist mir das auch schon aufgefallen, aber ich krieg es nicht geändert. Ich kann mich selbst nicht leiden, ich muss mich immer wieder dafür bestrafen, dass ich halt ich bin, nur ich. Einzig von außen kann ich Bestätigung erhalten.»

«Wenn Cedric denn nun auf Sie eingehen würde, eine Beziehung auf romantischer Ebene mit Ihnen würde haben wollen, unter der Woche bei Ihnen schlafen, Sie lieben, zusammenziehen und alles, das ganze Programm. Wäre dies dann etwas, was Sie sich vorstellen könnten? Oder wie ist es da um Sie bestellt?»

«Phu, ich weiß nicht. Einerseits mag ich ihn sehr, zu sehr. Ich lasse mich jetzt schon auffressen von seiner Existenz, ich gebe mich auf. Aber meine Routine und meine eigene Wohnung geben mir Sicherheit, unter der Woche helfen mir die immer gleichen Abläufe, morgens und abends einigermaßen stabil zu bleiben und die Arbeit zu meistern. Wenn da nun ein Cedric reinplatzen würde, ich weiß nicht, ob ich das zulassen möchte, er würde mich einengen. Ich glaube nicht, dass ich ihn in meinem Rückzug ertragen könnte. Aber das ist sowieso nur rein theoretisch. Ich glaube kaum, dass ich je eine funktionierende Partnerschaft aufbauen und leben kann. Ich liebe zu stark, zu intensiv und kann im Gegenzug eigentlich keine Nähe akzeptieren. Ich will Cedric um jeden Preis in meinem Leben haben, aber ich würde nicht verkraften, wenn er abends unangekündigt zu mir in meine vier Wände eindringen würde. Aber die Vorstellung, Cedric findet eine andere Frau als mich, geht eine Beziehung ein, das killt mich.»

«Ja, Cedric ist perfekter Dünger für Ihren inneren Kritiker. Da gedeihen die blühendsten Fantasien über die schönsten, witzigsten, liebenswertesten, strahlenden Nebenbuhlerinnen, und neben all denen lässt er Ihnen keine Chance. Ihr Kritiker hat monströse Ausmaße angenommen und gibt überall seinen Senf dazu. Er lässt auch nicht zu, dass Ihnen die Mitmenschen zu nahekommen, er schirmt Sie ab. Nähe-Distanz-Probleme sind komplex und nicht einfach anzugehen. Aber auch da werden wir dran arbeiten. Eine Baustelle nach der anderen. Frau Hoffmann, ich gebe Ihnen hier ein Verhaltensfragebogen mit. Denn ich befürchte, dass Sie sich momentan nicht von Ihren Selbstverletzungen trennen können. Daher möchte ich, dass Sie genau ausfüllen, was vor, während und nach der Verletzung mit Ihnen passiert. Auslöser, Gefühle, Vorgehensweisen ... Sehen Sie hier, diese Fragen bitte ich

Sie, so genau wie möglich zu beantworten. Denken Sie, Sie schaffen das? Ich weiß, es ist etwas sehr Persönliches, dieses Verletzen. Dennoch ist es wichtig, herauszufinden, wo, wie und warum dieser Drang in Ihnen ausgelöst wird.»

«O.k., danke. Ich probiere, das Blatt für Sie auszufüllen.»

Während Lena diese Worte aussprach, fühlte sie bereits den Druck auf sich lasten. Sie würde sich verletzen müssen, selbst wenn es gute Wochen werden würden, in denen sie eigentlich keine solchen Aktionen benötigte. Nun war es ein Muss, Lena spürte eine Art Nötigung, einen aufgezwungenen Drang nach Schmerz. Der Fragebogen war eine Aufgabe, eine Hausarbeit, ohne deren Erledigung konnte sie nicht abschalten. Zwänge. Aber statt sich mit diesen Gedanken an Frau Reinhart zu wenden, verdrängte Lena die Gedanken. Sie wollte alles richtig machen. Und wenn es Fragen zu beantworten gab, dann würde sie eben die Situation herbeiführen, die für die Beantwortung notwendig war. Sie konnte sich schließlich jederzeit schneiden, sie tat dies seit Jahren. Es war eine lästige Pflicht, eine Droge, die einzige Angelegenheit, in der sie talentiert war.

«Dann sehen wir uns Donnerstag in fünf Wochen wieder. Leider sind die anderen Abendtermine schon besetzt und ich bin auch noch weg zu einer Weiterbildung, aber Sie können mich jederzeit anrufen. Frau Hoffmann, alles Gute bis dahin.»

«Ah ja, o.k. Adieu, Frau Reinhart, Ihnen auch alles Gute.»

Und dann stand Lena auf der Straße mit rotierendem Karussell im Kopf. Die hübsch angemalten Pferdchen drehten ihre Runden mit Überschallgeschwindigkeit. Rund, rund, rundherum. Die Frau Therapeutin hatte keine Zeit in den nächsten fünf Wochen für Lena, alle anderen waren wichtiger. Wahrscheinlich war ihr Lena eh zu mühsam. Sie fühlte sich abgeschoben. Lena schwebte losgelöst von ihrem materialisierten Ich. Sie flog hoch über den Köpfen der Menschenmasse und bahnte sich ihren Weg zum Bahnhof. Unterwegs grapschte sie nach einer Gratiszeitung, setzte sich beim Gleis ihrer nächsten Zugverbindung auf die Wartebank, wollte sich abschotten und in sich die leichte Lektüre vertiefen.

«Ach, sieh mal an: Hallöchen, Fräulein Hoffmann!»

Erstaunt und aus ihren Gedanken gerissen sah Lena hoch, den Mund zu einem kreisrunden fragenden O geformt. Vor ihr stand die ehemalige Kollegin ihrer Mutter. Anna Berger, eine Klatschtante unter dem Himmel, eine bösartige Schwatznudel, die sich selbst als Opfer von allem und jedem sah. Früher hatte Anna jeden Abend bei den Hoffmanns geklingelt. Jeden verdammten Abend. Und immer hatte sie sich selbst zum Abendessen eingeladen, weil sie sich allein in ihrer Dachwohnung nicht aushalten mochte, frisch geschieden, etwas übergewichtig und völlig ratlos in diesem ungewohnten Singlezustand. Zudem Mutter eines Knaben, der gegen die Trennung von Mama und Papa rebellierte wie ein wütender Bulle. Lenas Mutter war, sofern sie nicht bei einem ihrer Fickfreunde war, nicht in der Lage, Anna aus der Wohnung zu schmeißen. Irgendwie war Anna einfach zu standhaft, zu forsch, und vor allem hatte sie Lenas Mutter des Öfteren bei deren Krisen beigestanden, und deshalb stand die Frage der Schuld und Verpflichtung unausweichlich im Raum, genau wie die gestandene Matrone Anna.

Lena erinnerte sich gut daran, dass sie diese Frau immer als Störfaktor wahrgenommen hatte. Meist platzte sie genau in einem Moment der familiären Eintracht herein. Die kuschligen, glücklichen Familienzeiten waren rar genug, als dass Lena sie mit dieser burschikosen Diva hatte teilen mögen. Aus diesem Grund war Lena als junges Mädchen auch nicht gerade nett zu Anna gewesen. Genervt, ungezogen und frech streckte sie Anna die Zunge heraus und blökte ihr Antworten entgegen wie eine wild gewordene Ziege.

«Hallo Anna, wie gehts? Hast du gearbeitet? Wie gehts deinem Sohn?»

An Höflichkeit hatte Lena in der Zwischenzeit einiges dazu gelernt. Die fünfzehnminütige Zugfahrt mit Anna war nun sowieso unausweichlich und Lena wollte das Beste draus machen. Small Talk, Austausch von anständig formulierten Floskeln. Einen Tanz, ohne sich zu berühren.

«Danke der Nachfrage Lena. Mir geht es gut, Leon hat nun endlich eine Arbeit gefunden und wird demnächst Vater. Ich mag Leons Freundin zwar nicht, die ist mir zu unstet, aber was will man machen, wenn der Sohnemann verliebt ist. Bei der Arbeit ist eine neue Sekretärin angestellt worden, ich muss diese Göre einarbeiten. Aber sie stellt sich immer gegen mich und tratscht bei allen schlecht über mich. Ich werde mich an die obere Direktionsstelle wenden, ich lasse mir von so einem Jungspund nicht auf der

Nase rumtanzen. Und du, hast du endlich einen festen Freund gefunden?»

«Nein Anna, irgendwie scheint mir das Schicksal keinen Mann zu gewähren. Aber es ist o.k., ich komm klar. Hab' ja gute Freunde und meinen Job und ... na ja du weißt schon.»

«Ja, ich weiß, dich will halt keiner. Du warst schon als Mädchen eine saufreche Hexe. Bestimmt schwierig einen zu finden, der dich aushalten mag.»

Die Tränen stiegen Lena in die Augen, nach der Therapiestunde war sie eh schon überempfindlich und das Gespräch mit dieser Anna lief grad aus dem Ruder. Der halbe Zugwaggon hörte ihnen zudem beim Quatschen zu.

Lena schloss kurz die Augen, suchte in ihrer inneren Karteiablage die Karte mit der Rollenbeschreibung der gestandenen, gut erzogenen Tochter. Sie studierte die Rollenbeschreibung. Von außen kaum merklich vollzog sie die Verwandlung, setzte einen wachen Blick auf und ein verspieltes Lächeln. Sie schottetet sich innerlich ab und begab sich in die oberflächliche Diskussion mit Anna.

Sie spielte eine gute Vorstellung. Wie immer.

Die Leere

Während Lenas Gefühle oft spastische Ausdruckstänze in ihr vollführten, geil auf den ausbleibenden Applaus und mit offen ausgelebten Sabotagetendenzen, so gab es auch die Windstille. Nach einigen Tagen des zügellosen Fühlens stellte sich oft über mehrere Wochen eine abgestorbene Stimmung ein.

Die gefürchtete Leere. Nach dem scheinbar immerwährenden Auf und Ab folgte pünktlich wie ein Uhrwerk das glanzlose Nebelloch, die schalldichte Gummizelle, der Sarkophag aus Tschernobyl. Lena fühlte nichts mehr. NICHTS. Es war, als würden die Emotionen, die wenige Augenblicke zuvor auf der Bühne von Lenas Leben ein Death Metal-Medley gespielt hatten, sich nach der absoluten Verausgabung zur Regeneration in die Künstlergarderobe zurückziehen. Die Hülle *Lena* blieb zurück und wahrte den Platz des Menschen in der Tagesordnung. Sie hasste diesen Zustand. Obwohl die extremen Gefühlswechsel sie zur Weißglut und Todessehnsucht trieben, so waren sie wenigstens greifbar. Mehr noch: Sie fühlten sich paradoxerweise nach dem endgültigen Lebenssinn an, sie fühlte sich präsent, sie war anwesend.

Wenn sie in die Stumpfheit abglitt, blieb nichts Lebendiges übrig.

Die Geburtsmeldung des Babys ihrer Freundin, der Herzinfarkt des Vaters eines Bürokollegen, Tausende Flüchtlinge, die im Meer mit dem Schlepperschiff abgesoffen waren, Lena selbst, die unkonzentriert kostenintensive Verfehlungen und Malheurs auf der Arbeit produzierte, die Existenzängste des Vaters, Männergeschichten, Massenmorde, Naturkatastrophen ... pff, alles egal. Absolut. Vollkommen. Egal!

Alle Empfindungen, die sie nach außen hin produzierte, waren gefälschte Blüten. Wie ein Asperger vergewisserte sie sich der Fakten und generierte daraus die zu präsentierende Regung. Verzog ihr Gegenüber den Mund zu einem Melonenschnitz, war das als Lächeln zu interpretieren, also grinste Lena zurück.

Hatte sie mehrere Stunden im Bett wach gelegen, rotierend und strampelnd, dann kam sie am folgenden Tag zum Schluss, dass sie wohl müde sein musste, und gähnte demonstrativ.

Erzählte irgendjemand eine Schreckensneuigkeit aus der Zeitung, war Lena klar, dass ein schockiertes Benehmen angemessen war. Sie wusste nicht mehr, wie sich Fühlen anfühlte, es war, als sitze sie im Kellerloch ohne Licht und Zeitgefühl. Im Auge des Hurrikans; um sie herum durchliefen ihre Mitmenschen einen Sinnesrausch nach dem anderen. Lena schaute zu, unendlich gelangweilt. Die Langeweile war ohnehin das Schlimmste am Ganzen, dumme Ideen entstanden aus Langeweile. Sich zurück ins Leben schneiden, sich in die Gesellschaft brennen, andere verletzen, um irgendetwas wie Schuld wahrzunehmen, durchdrehen. Oder ganze Wochenenden vor dem TV zu verbringen, denn die Filmmusik sagte einem, was man zu denken hatte, quasi Fühlen für Dummies. Solange nichts essen, bis der Hunger schmerzende Magenkrämpfe auslöste oder so viel in sich reinstopfen, bis das Völlegefühl ins Würgen überging.

In diesen Wochen war Lena auch so gut wie therapieresistent. Denn wie soll man über Gefühle sprechen, wenn man zu diesen keinen Zugang findet. Ironischerweise nahmen ihre Mitmenschen Lenas *Nichts* als Besserung wahr. Lena schien ruhiger, nicht mehr so rastlos und aggressiv, sie schien in sich angekommen zu sein.

So dachten sie, sofern sie denn überhaupt mit Lena in Kontakt kamen, da diese sich aus Furcht vor der Anstrengung von gespielter Interaktion oft vollständig von der Welt isolierte. Keine News schienen also auch hier gute News. Lena gehts gut, sie hat jedenfalls nichts anderes von sich hören lassen.

Wenn sie ihren Zustand zu erklären versuchte, reagierten die Freunde oft mit Unverständnis.

«Aber das ist doch gut, Lena, wenn du momentan nicht so emotional bist. So kannst du etwas ausruhen und zu dir finden», sagten viele.

Andere fanden: «Ach komm, nach all der Aufregung in den letzten Tagen ist Ruhe genau das Richtige.»

Aber es war überhaupt nicht richtig, Lena verlernte das wenige Vertrauen in ihre eigenen Gedanken. «Fühl ich das jetzt wirklich, oder weiß ich nur, dass ich so empfinden müsste, und rede mir die Empfindung daher einfach nur ein? Was ist real, träume ich? Wer bin ich überhaupt, gibts mich überhaupt? Gibt es überhaupt etwas? Ist dieser Welt wirklich existent?»

Lena probierte alles, um die Leere und Langeweile zu durchbrechen, und genau deswegen war dieser Zustand gefährlicher als alles andere.

Vorsicht, Türe schließt! Es geht abwärts!

Die zwei letzten Wochen vor den Ferien standen unter dem heiligen Stern. Bald war Weihnachten! Was bedeutete, dass die Adventszeit einen guten Grund für Verabredungen zum Glühwein bot und damit also für Alkoholkonsum jeweils schon ab Mittwoch Abend gesorgt war. Die letzten Tage waren seltsam gewesen, ermüdend.

Sie hatte sich weiterhin den Kopf darüber zerbrochen, wer Reto sein könnte, der letzten Nachricht entsprechend war er jemand aus dem Bekanntenkreis. Sie hatte seit Tagen nichts mehr von ihm gehört. Bis gestern, sie war bei Joe gewesen, hatte sich vögeln lassen, und ihre Seele schrie unter heißen Qualen beim Gedanken an all die Dinge, die sie Joe mit ihrem wertlosen Körper hatte machen lassen. Joes Motto bei Frauen war *stoßen, danach abstoßen* oder war es *reinschieben, dann abschieben*? Jedenfalls so ein sexistischer Mist. Gott, wie peinlich der Typ doch eigentlich war. Ihre Glieder fühlten sich an, als wäre sie hundert Kilometer gerannt. Sie hatte sich nach ihrem Besuch im Joe-Bordell apathisch in ihr Bett gelegt, versuchte Schlaf zu finden und blieb dennoch wach … oder so was wie, ihre Augen waren jedenfalls geöffnet gewesen, die Minuten waren an ihr vorbei geflitzt, und eine Stunde später war Retos Text eingegangen.

Gute Nacht Lena. Es wird irgendwann alles leichter und besser. Ich werde dich beschützen, wenn du es zulässt. Bis dahin, halte durch. Kuss und süße Träume.

Die Idee, er könnte ein ehemaliger Studienkollege sein, hatte Lena mittlerweile verworfen. Sie hatte nicht gerade einen beliebten Status bei ihren Mitschülern gehabt, jedenfalls nicht als Frau. «Du bist doch keine Frau, du bist eine von uns, ein Techniker», hatte der eine Kollege einmal lachend gerufen, als Lena sich bei einem der Männer etwas flirty anzubiedern versucht hatte. Die lüsternen Blicke gingen nicht an sie, sondern an die märchenhaften Sirenen des Innendekorateur-Studienganges, welcher einen Block weiter entfernt von den Technikern stattgefunden hatte. Die kreativen, zarten Feen schwammen geradezu mit graziler Brustkraultechnik im Sabber von Lenas Kommilitonen.

Neueste Theorie also: Der vor einigen Jahren zugezogene Nachbar, der Lena immerzu ein aufmunterndes Lächeln schenkte, wenn sie zufällig an ihm vorbeimusste, um den Müll rauszubringen. Obwohl, der war noch nicht so lange in der Gegend zu Hause, und Reto hatte davon gefaselt, Lena schon lange zu kennen. Oder war es jemand aus den Nachbardörfern, eventuell jemand aus den konkurrierenden Vereinen, mit denen sie sich an Wettkämpfen gemessen hatte, als sie selber noch ein aktives Mitglied im dorfeigenen Turnverein gewesen war? Wäre schon möglich. Des Rätsels Lösung rückte wieder weit in die Ferne. Aber es gab ihr – aller Vernunft zum Trotz – Mut, Reto in ihrem Leben zu wissen.

Gerade stand Lena aber mit Meli und Janine beim Weihnachtsmarkt auf der Münsterplattform und erzählte den sensationslüsternen Weibern ausschweifend von ihrem Treffen mit Joe am letzten Montagabend.

«Shit, ich war eigentlich total müde, hab' im Büro viel gearbeitet und wollte mich abends nur mit Netflix und einer Tütensuppe beschäftigen. Dann schrieb Joe! Ihr wisst ja, dass ich sonst nie etwas zu lesen kriege von diesem kleinen Scheißer. Aber wenn es ihn in der Hose juckt, bin ich wohl eine Option ... romantisch, nicht?»

«Ja, leider hat der Sexualtrieb nichts mit Freundschaft oder echtem Interesse an deiner Person zu tun. Ich finde ja diesen Joe nicht gerade spritzig, ist er so gut im Bett, dass du gleich aufspringst, wenn der 'ne Runde vögeln will?», fragte Janine nicht zu Unrecht, und Meli gab mit heftigem Nicken und einer einseitig angehobenen Augenbraue ihre Zustimmung zu der Frage.

«Nee, er ist keine Granate, er küsst zwar ganz nett, aber er widmet sich nicht wirklich meinen Wünschen. Sagt mal, habt ihr auch schon festgestellt, dass viele Typen irgendwie immer versuchen, möglichst viele Finger in dich reinzuschieben. Läuft da irgendeine Challenge ab, von der wir nichts mitgekriegt haben oder ist das einfach jungenhafte Neugierde betreffend der weiblichen Biologie?»

Meli kicherte leicht errötet und schaute sich in der Menge um, ob jemand mitgehört und sich nun fasziniert vom schamlosen Gerede vollkommen der Weibergruppe zugewandt hatte. Aber auch wenn der Mensch ein Voyeur ist, so ist er doch meistens so sehr mit sich selbst beschäftigt, dass er nichts um sich herum wirklich wahrnimmt. Es lebe der Narzissmus.

«Ist mir auch schon aufgefallen, aber lenk nicht vom Thema ab, wie lief es denn nun ab mit Joe?»

Meli und Janine streckten erwartungsvoll die Köpfe näher zu Lena. Auf ihren Häuptern glänzten winzige, funkelnde Schneeflocken. Ein Anflug von zärtlicher Zuneigung zu ihren Freundinnen strömte wie warmer Tee am Rebenlichterumzug durch Lenas Körper beim Anblick dieser silbrigen Eissternchen, die sich im Haar der Frauen verfangen hatten.

«Also, ich bin gerade bei mir zu Hause zur Tür rein, da hör ich das Pling einer eingehenden Nachricht, ich sah nach und sehe Joes Frage.

Hast du Lust, heute Abend Spaß zu haben, du kannst mich mit dem Auto bei mir zu Hause einsammeln, wenn du magst!

Ich hab' dann wie auf Autopiloten geschalten, eigentlich hatte ich gar keine Lust auf Sex, oder den Weg auf mich zu nehmen, um den Kleinen abzuholen. Mann, der ist so ein Versager, kein Job, wohnt zu Hause bei Mami und ist ungewaschen und dauerbekifft. Ich habe also meine Antwort getippt.

Hei Joe, ja ok, lass mich kurz duschen, bin in einer Stunde bei dir

Daraufhin erhielt ich ein: *Super! Zieh keine Unterwäsche an*

Danach bin ich wie ein gestochenes Huhn unter die Dusche gerannt, hab' Beine, Achseln und Pussy rasiert, danach Bodylotion aufgetragen, die Zehennägel gestrichen, die Haare frisiert, Schminke aufgelegt und bin, wie aufgetragen, ohne Unterwäsche zu Joe gefahren. Dort angekommen hab' ich ihm getextet, dass ich draußen auf ihn warten würde. Ich meine, ich hatte jetzt echt keine Lust, auch noch an Joes Mami vorbei zu müssen. Er ist dann zur Tür rausgeschlendert, hat mich zur Begrüßung geküsst und sich wie ein Pascha in mein Auto reingefläzt. Auf der Fahrt zu mir hat er ständig an mir rumgefingert und verlangt, dass ich schon mal einen Handjob ausführe. Ich also brav hinterm Steuer die rechte Hand abwechselnd auf Joes und des Autos Schaltknüppel. Ich hab' so getan, als wäre ich schon ganz geil. Total die heiße Pornolady rausgehängt hab' ich. Dann bei mir zu Hause wollte er einen Blowjob haben, hat dann mal nach einer Ewigkeit abgespritzt. Danach wollte er etwas fernsehen und bestellte 'ne Pizza, weil er noch nicht zu Abend gegessen hatte. Die Pizza hab' ich, immer noch kurz vor Kieferkrampf, bezahlt, er verdient ja nichts. Danach gab es noch 'ne Runde Sex, etwas zu hart, etwas grob und für meinen Teil nicht wirklich erfüllend. Den Höhepunkt hab' ich vorgetäuscht, war eh nur noch müde. Und nach der Nummer habe ich ihn nach Hause gefahren wie ein beschissener Nuttenfahrdienst. Abschiedskuss und aus die Maus. Zu Hause hab' ich mich nochmals geduscht und bin endlich um Mitternacht ins Bett gefallen! Ja, so war das mit Joe, so ist das eigentlich immer.»

«Ach Lena, wieso tust du das. Das ist doch total erniedrigend?!»

«Keine Ahnung, ich denk mir halt, da ist wenigstens einer, der mich kurz etwas begehrt. Und ich hab's wohl nicht besser verdient.»

«Das ist ganz großer Bullshit! Gib mir dein Telefon Lena, ich lösch Joes Nummer. Meine Güte, du bist doch keine Hure, die einfach alles für diesen Herrn tut und nicht mal entlohnt wird. Weder finanziell noch wenigstens mit einem guten Orgasmus. Nee, Mädchen, der Typ ist voll für den Arsch.»

Meli löschte den Joe-Kontakt und gab Lena das Telefon zurück. Kurz darauf wurde weiter diskutiert, mehr Glühwein getrunken und neue Themen wurden abgehandelt. Meli faselte verliebt von ihrem Sven, und Janine sprach über ihre baldige Hochzeit.

«Sag mal Lena, hat der heiße Bartli Christian sich eigentlich gemeldet?»

Meli weihte Janine kurz in die Geschichte des letzten Trinkgelages ein, bei dessen Verlauf sich Lena die Nummer des Gesichtshaarträgers Christian gekrallt hatte.

«Lena, Scheiße noch eins, wie viele Typen schleppst du eigentlich immer ab. Mich dünkt, du hast an jedem Abend ein Fang im Netz, wieso klappt das denn nie für etwas Ernstes?»

«Na ja, wahrscheinlich der falsche Köder oder die Fische sind alle radioaktiv verseuchte Mutantentiere, mit Penis zwar, aber definitiv nicht mit genügend Eiern!»

Meli und Janine schauten sich an und prusteten los. Lena fiel ins Gelächter mit ein. Es war ja auch richtig, der missglückten Partnersuche mit einer großen Nachschlagportion Humor entgegenzutreten. Nimm das, Zwischenmenschlichkeit! Leider hatte der Abend mit Christian zu viel versprochen, er hatte sich nicht gemeldet. Lena war geduldig gewesen, wollte nicht aufdringlich sein und diesmal nicht, wie bei Cedric, zu früh zu viel investieren. Nach drei Tagen der absoluten Stille war sie aber dann doch enttäuscht gewesen. Und die Frage der Wahrnehmung stand nackt im Raum. Lena hatte diese schon des Öfteren auch mit Meli diskutiert, nachdem immer wieder Flirtgeschichten im Nichts verlaufen waren. Empfanden diese

Männer nicht die gleiche süße Spannung, die Meli oder Lena wahrnahmen? Fanden sie die Gespräche nicht ebenso bereichernd, die Küsse ebenso fordernd? Waren ihnen nicht auch verruchte Ideen in die Lenden und die wärmende Zuneigung ins Herz gekrochen? War der Zauber denn immer nur einseitig? Oder woran lag es sonst, dass die meisten dieser Bekanntschaften zwar in der Hitze des Gefechtes ihre Nummern rausgaben, aber sich dann nicht meldeten, nicht antworteten oder geistermäßig so plötzlich verschwanden, wie sie gekommen waren? Puff und weg?!

«Doch, doch, ich hatte Kontakt mit unserem haarigen Freund. Nachdem der Blödmann sich drei Tage lang nicht zu melden vermochte, erweckte ich die Emanze in mir und ergriff die Initiative ... Hab' ihm dann getextet: *Hei Christian, der Abend neulich war lustig. Meinst du, wir sollten das zu zweit wiederholen? Gruß Lena.*»

«Und, wie lautete seine Antwort? Komm schon Lena, spuck es aus, bestimmt habt ihr ein Date ausgemacht. So wie an diesem Abend die Luft geknistert hat, ist seither bestimmt was gelaufen!»

«Jaah, genau Meli ... Nichts lief, gaar nichts!! Ich hatte ja auch den Eindruck, dass wir uns gut verstanden haben. Aber Chris ist ein

Schlitzohr, er hat nämlich 'ne Freundin. An diesem einen Freitag mit uns hatte er seinen Männerabend, er hat getrunken und wollte seinen Marktwert testen. Als ich ihm dann geschrieben habe, wurde das Eisen wohl zu heiß für ihn, fremdgehen will er ja auch gar nicht. Er wollte nur ein bisschen spielen. Seine Antwort war:

Sorry Lena, ich bin vergeben, hätte ich dir wohl sagen müssen. Tut mir leid, wenn ich Erwartungen geweckt habe. Das war nicht meine Absicht. Ich wünsche dir alles Gute!

«Wichser!»

«Arschloch.»

«Ja, vergiss den blöden Saukerl. Echt, geht ja gar nicht. Rumflirten, Nummern vergeben und dann ist da auf einmal 'ne feste Freundin. Echt, der hat Nerven. Du hättest ihn bei seinem Mädchen auffliegen lassen können, oder?»

Die Frage von Janine war berechtigt. Lena hatte nach der Hiobsbotschaft über Bartlis Partnerin sein und auch ihr Facebook-Profil aufgestöbert. Auf beiden Profilen waren sie Hand in Hand zu sehen, oder in eng umschlungener Pose oder mit in Liebesbotschaften bestückten Pärchenausflugsfotos. Kotz.

«Ja, ich hätte seiner Freundin auf Facebook alles stecken können. Aber was bringt mir so eine dämliche Aktion? Ich kenne sie nicht und wünsche ihr auch nichts Böses, auch wenn ich IHM zu gerne eine reinhauen würde.»

«Themenwechsel, gehen wir auf die Tanzfläche? Los kommt, fertig Trübsal, gehen wir uns den Podex wund wackeln.»

Das taten sie dann auch.

Niemand bemerkte, wie Lena sich in ihrem wertlosen Gefühl verfing und wie eine Fliege im Spinnennetz in ihren Selbsthass eingewoben wurde. Sie lachten, scherzten, und später zogen sie in den nächsten Klub, wo wieder leidenschaftlich getanzt wurde. Der Abend war schön und vermeintlich spaßig. Der routinierte Ablauf dieser gemeinsamen Abende hinterließ jedoch eine Autobahn an Sinnlosigkeit. Mit 120 km/h fuhren die schweren Lkws auf der kalten Betonstrecke durch Lenas wunde Herzlichkeit. Immer läuft alles genau gleich ab, man füllt sich das Glas mit hochprozentigem Mut, man lächelt beliebigen Männern zu, bietet ihnen die Falschheit des mit Alkohol getünchten grotesken Doppel-Ichs feil, vertickt sich auf der Gasse wie ein Päckchen Koks. Beißt ein wehrloser Flachfühler an, versucht man sich *normal* zu geben, mit Small Talk, um sich zu werfen. Man will glauben, dass es möglich ist, zu lieben, zu geben, erwartungsfrei zu genießen, was die Nacht für Geheimnisse offenbart. Schlussendlich bleibt immer nur das Wissen um die Andersartigkeit und der abgestandene Rauch eines Traumes, verflüchtigt und gasförmig, durch Thermik Richtung Himmel gesandt.

Lena verlor sich in den düsteren Gebilden ihrer Nachtwahrnehmungen. Natürlich besuchte sie ihren Psychiater regelmäßig, übte sich in Schematherapie. Und ja, die Diagnose Borderline half ihr, sich in einer Schublade einnisten zu können, zu wissen, was mit ihr nicht stimmte. Auch hatte sie so eine konkrete Erkrankung, eine neurologische Fehlfunktion, die sie ihren Mitmenschen als Grund und Entschuldigung für alle ihre unkonventionellen Taten und Aussagen entgegenhalten konnte. Aber trotz jahrelanger Bemühung, Medikation und Gesprächen änderte sich nichts. Und weil sie immer funktioniert hatte, dieses Umschalten auf den berufstauglichen Selbstläufer fehlerfrei hinbekam, schien niemand das eigentliche Ausmaß der inneren Zerrissenheit zu bemerken. Wie konnte sie ihren einpoligen Freunden ihre häufigen bipolaren Gefühle in Worten schildern, wenn doch das Krankheitsbild des Grenzwandlers so sehr aus undefiniertem, purem Empfinden bestand? Wie erklärt man einen stündlichen Stimmungswechsel, wenn nichts vorgefallen war, um diesen zu rechtfertigen? Lena vereinte unterschiedliche Innenpersonen in sich, alle übernahmen sie einige Aufgaben. Einige waren für die tägliche Existenz zuständig, bewältigten die kleinen Dinge des Alltagslebens, gingen einkaufen, arbeiten und sorgten für Körperhygiene. Dann gab es die sozialen Persönlichkeiten, die Kontakte knüpften, Kollegen bewirtschafteten, liebten. Es gab die ängstlichen Kauerkreaturen, die überkompensierenden Großkotz-Flegel, es gab den Narzissten, die Schmerztöchter, die redegewandten Vernunftapostel, den kindlichen Prinz, die forsche Diva, den lebensmüden Extremsportler und die unausgeglichenen Jungfern ... und alle Gesichter verschmolzen zu einer Wachskugel, flossen dahin und waren nicht greifbar. Wie schildert man die Suizidgedanken, die ganztägig ständig an der Hand mitgeführt werden? Oder die Furcht vor Veränderung und kurze Zeit später die Verzweiflung ab dem Stillstand? Und wie beschreibt man einem normalen, gesunden Menschen, dass man die Erkrankung entgegen aller Ängste und Strapazen nicht loslassen möchte? Weil man den Fluch auch als Gabe erleben kann, denn ein Sonnenstrahl kann so schön sein, dass die Freude dieser wärmenden Erfahrung einen eine Woche lang zu nähren vermag. Weil neben all den tiefen Schluchten auch die höchsten Berggipfel in der Regenbogenbandbreite der Gefühle erlebt werden können. Grenzgänger, eine diagnostizierte, entkräftende Hoffnungslosigkeit mit zierlichem Goldrand. Eine heiße Trinkschokolade mit bitterem Sahnehäubchen. Nicht therapierbar. Eine nicht geglückte, schlecht integrierbare Kleinigkeit im allgemein akzeptierten Regime des Jedermanns. Mit Borderline musste man sich anfreunden, damit leben. Lena wollte diese Freundschaft ja eingehen, doch stolperte sie immer die Vorschriften ihrer eigenen Konventionen.

Wenn sie selbst schon Schwierigkeiten hatte, all diese Dinge, die da täglich inwendig durch den Fleischwolf zu unverdaulichen Würsten verarbeitet wurden, irgendwie zu schlucken, wie sollte sie dann z. B. einen Cedric in ihre Welt einladen können? So sehr sie Cedric mochte und zwanghaft in ihr Leben einplanen wollte, so klar war ihr auch, dass er niemals verstehen würde. Er war Blutgruppe 0-, für alle anderen bereit zu geben, kompatibel, mit jeglichen Typen koppelbar, während Lena sich als AB+ sah: Nur für Gruppen gleicher Art verständlich und tödlich für alle anderen, die sich ihrer bedienten. Sie liebte Cedric, er liebte nicht zurück, er traf sie höchstens auf halbem Weg, um sie etwas zu mögen. Lena würde sich final lösen müssen. Definitiv!

Dieser Reto hingegen schien über alle Antennen zu verfügen, um Lenas Stimmungen aufzuspüren. Er schrieb, wenn sie völlig entrückt abgedriftet war, sich stark verletzt hatte oder nach einem scheinbar aus dem Nichts kommenden Weinkrampf erschöpft auf dem Parkett ihrer Wohnung vegetierte. Er schrieb ihr dann all die sanften Balsamworte, die sie so sehr ersehnte. Doch wenn sie eine stabile Welle, etwas Lustiges oder Schönes erlebt hatte und Reto dann per Text daran teilhaben ließ, schien er wie vom Erdboden verschluckt.

Es war wirklich schräg, nur schlechte Vibes schienen diesen Reto-Burschen aus seiner Hasenhöhle zu locken. Hallo Häschen in der Grube! Und dennoch, aus einem seltsamen Bauchgefühl heraus, wollte Lena diesem Mann vertrauen. Er schien sie vollkommen zu verstehen, es war beinahe, als könne er ihre Gedanken lesen, er war da, wenn sie ganz dringend einen Freund brauchte, und dies, ohne sie einzuschüchtern. Noch immer wusste Lena nicht, wie Reto aussah, woher sie ihn kannte, wer er genau war ... nichts. Sie kannte nur seinen Vornamen. Er wollte nie etwas von sich auspacken, ein fest verschweißtes Geburtstagsgeschenk. Es schien Lena gar, als existiere dieser Reto nur, um sie in den dunkelsten Stunden zu beschützen und gemeinsam mit ihr all die bösen Dämonen in die Flucht zu schlagen. Auch wenn sie nichts über diesen Jungen oder Mann wusste; sie mochte ihn, sehr sogar. Zum ersten Mal verstand sie all die Leute, die sich übers Internet in einen fremden, gesichtslosen Autor verliebten. Taten sprechen zwar bekanntlich eine ausdrucksreichere Sprache als Worte es vermögen, aber Retos Sätze strotzten vor Treffsicherheit, sie waren wie Pulmexsalbe auf den wundgehusteten Bronchien ihres Lebens. Lena kam nicht umhin zu bemerken, dass ihre Gefühle sich weg von dem dumpfen Kumpelgebilde Cedric zum blumigen Krieger Reto verlagerten. Ihre aktuelle Theorie besagte, dass Reto ein Arbeitskollege sein könnte. Da sie schon lange in der gleichen Firma arbeitete, könnte sich Reto durchaus als langjähriger Bekannter bezeichnen. Und an Lenas Nummer gelangte man ganz leicht durch nette Worte mit der Sekretärin. Obwohl gar kein Reto in der Firma angestellt war ... aber wer wusste schon, ob der Name nicht nur ein Alias war?

Als Lena aus den Gedanken an die reale Oberfläche auftauchte, gönnte sie sich eine Weile das unsittliche Treiben in der kuschligen Gemeinschaft ihrer Freundinnen. Für einige

Minuten vergaß sie sogar Christian, Cedric, Reto und all die anderen Vollidioten.

«Hei wisst ihr was, ich schreib Sven, er soll auch kommen. Ist das o.k.?»

Melis Augen nahmen diesen warmen Glanz an, der nur durch frische, biologische, selbstgepflückte Liebeshupferl erzeugt werden kann.

«Klar», stimmten Lena und Janine zu. Sven kam, und später auch Janines Schmusebärchen. Zu fünft bestritten sie die Nacht, bis sich die Pärchen angeregt und erregt in ihre trauten Heime verzogen.

Auch Lena machte sich auf den Weg, allein.

Zu Hause boxte sie sich die Knöchel blutig und ging mit pochender Bärentatze, aber deutlich befreit, schlafen.

Vom Tiefseetaucher zum Gipfelstürmer

Manchmal vergaß Lena die komplexen Verstrickungen, die ihr ihre psychischen Störsignale in ihren Flimmerkasten sendeten. Nur nicht so farbenfroh wie die Testbilder, die früher so wild über den alten Röhrenfernseher geflackert waren, dass es die Augen begeistert und den Kopf mit Schwindel begossen hatte. Und doch so verpixelt.

Neben den oft bekümmerten Phasen der extremen Trauer oder der lähmenden Leere waren da auch Hochgefühle. Obwohl die Grundstimmung deutlich finstere Züge aufwies, gab es auch wundervolle, ja fast manische Stunden der Sicherheit, des großartigen Selbstbewusstseins und der delikaten Genussmomente.

Da war z. B. dieser herrliche Wintertag, an dem sie mit ihrer Mutter einen Spaziergang gemacht hatte. In ihrem Rucksack befand sich ein Kinderspielzeug, an welchem sie sich, seit sie denken konnte, zu erfreuen schaffte: ein kleines Fläschchen mit Seifenwasser, dazu das notwendige Plastik-Oval. Gemeinsam schlenderten Mutter und Tochter zum nahen gelegenen Friedhof, der in der verschneiten Zauberwinterlandschaft aussah wie einer anderen Dimension oder Epoche entsprungen. Die Luft war kalt, aber wohltuend frisch, der Schnee erzeugte dieses fantastische Knistern unter den Schuhsohlen. Lena lief bei ihrer Mutter eingehakt und fühlte sich geborgen. Gemeinsam schauten sie sich die Kunst der Grabsteine an, lasen Namen und Daten und dachten sich Geschichten zu den Persönlichkeiten aus, die da beerdigt worden waren. Auf eine Bank, nahe dem angrenzenden Friedwald, wo man die Erde unter einem Baum der Wahl als Grabstätte zum Beigeben der Urne bestimmen konnte, setzten sich Lena und ihre Mutter. Dann begannen sie damit, Seifenblasen in die Luft zu schicken. Versuchten, ganz viele auf einmal aus dem Seifenoval zu zaubern oder eine einzige, große, schwere Putzmittelkugel. Sie sahen den lustigen Luftmurmeln zu, wie sie sich verspielt und von der Thermik verführt in den Himmel empor schraubten, im Zickzack durch Wind und Wetter tanzten, lustig, hinreißend. Als Lenas Mutter sich eine Zigarette anzündete, überkam die beiden eine ungeahnte Experimentierfreude.

«Du, Mama, meinst du, du kannst eine Seifenblase mit Rauch füllen? Sieht sicher geil aus!» Lena kicherte, wertfreie Freude sprudelte in ihr hoch, wie amüsant!

«O.k., lass mich das mal ausprobieren.»

Lenas Mutter sog kräftig an der Zigarette, inhalierte den giftigen Rauch tief und versuchte dann sanft ins Spielzeugkonstrukt auszublasen. Es gelang. Die Seifenblase wurde erzeugt, in ihr waberte der graue Dunst, es sah aus wie die Kugel einer Wahrsagerin mit verschleierter Prophezeiung. Die Blase löste sich jedoch nicht vom Plastik und blieb am Blasestäbchen hängen. Also tat die Mutter einen erneuten Zug und wollte aus einer, eine doppelte Zwillingsblase erzeugen. Ganz vorsichtig entließ sie den Rauch, die Lippen gegen das Plastikstäbchen gedrückt, aber es gelang ihr nicht, eine zweite Blase zu machen, stattdessen erschrak sie leicht, als sie die Seife auf den Lippen schmeckte. Durch den Schreck ausgelöst sog sie Luft ein- statt auszublasen, und damit sog sie die bereits bestehende Rauchblase zurück in ihren Mund, verschluckte sich, hustete und sah Lena mit aufgerissenen Augen an. Wie ein Schaf, welches, um ans Gras auf der anderen Seite zu gelangen, den Kopf durch die Absperrung gedrückt hatte und ihn nicht mehr durch die Maschen zurückziehen konnte. Oder wie ein Hund, der an einen Elektrozaun uriniert hatte und einen leichten Schlag einstecken musste. Dieser unschuldig verstörte Blick der Mutter, es war so komisch. Lena schüttelte sich vor

Lachen. Immer wieder sah sie im Geiste, wie ihre Mutter zaghaft die Lippen anspitzte und gegen den Ring aus Plastik drückte, die Augen aufriss und die bestehende Blase einsog. Ihre Mutter fing ebenfalls an, lauthals zu prusten, und das geteilte Lachen war so ehrlich und alles einnehmend, dass sie daneben keine düsteren Gedankenklumpen herumrumpeln hören konnte. Eine Pause von Suizidplänen, von Cedric und dem Chaos.

Oder die Momente, wenn Lena mit ihren Freunden kochte, man nebeneinander perfekt koordiniert herumwuselte, jeder seine Aufgaben hatte und dabei geschwatzt, gekichert und geschmort wurde. Das Eindecken des Tisches, unterstützt vom Duft aus der Küche. Zusammen essen, schwatzen und trinken. Danach Musik hören, kuscheln, einander wahrnehmen. Pur und echt.

Und es gab da noch die seltenen Stunden, in denen Lena sich selbst aushalten konnte, in denen sie sich fast gar wohl fühlte mit sich, ihrem Körper und Geist. Wenn sie eine lange beschwerliche Bergtour auf sich genommen hatte, wenn vor lauter Schweiß- und Fluchausbrüchen nichts anderes mehr den Weg in ihr Hirn fand, außer das Aushalten und Durchziehen der körperlichen Anstrengung. Über Stunden hinweg nur einem einzigen logischen

Ziel folgend ... nach oben. Begleitet vom Wetter, das gerade vorherrschte, von strahlend blauem Himmel zum fürchterlichen Sturmgesicht des Berggewitters. Klatschnass von Regen und Schnee oder völlig überhitzt vom Sommergewand des Panoramas. Es waren diese Augenblicke, in denen sie sich spüren konnte, ohne sich Schmerzen zufügen zu müssen, in denen sie sich eins glaubte mit der Umgebung. Augenblicke, in denen sie sich ihres Platzes im Universum sicher war, sich nicht verkehrt oder entfremdet fühlte. Wenn sie sich auf dem Gipfel eines Berges ein Butterbrot einverleiben durfte, war die Welt ganz kurz o.k., einfach o.k. ... Aber dieses Gefühl war oft so fantastisch, so großartig, dass der Schmerz abrupt zurückkehrte, weil auch die schöne Emotion eine Nummer zu groß war. Nicht annehmbar. Nicht für Lena.

Alles, was sie erlebte, drang ungefiltert in ihr Innerstes und nahm sich die Freiheit, dort komplett umzudekorieren. Die schönsten Erlebnisse hallten so lange in ihr nach, bis das Echo zum Tinnitus führte. Einfache Glückssekunden, wie jenes geteilte Lachen auf dem Friedhof mit ihrer Mutter, konnte Lena halbwegs verarbeiten; wurde das er- und durchlebte, dimensionsreicher und kantiger, war an ein einfaches Erdulden nicht mehr zu denken. Es kam einem Spielzeug gleich, das Lena als Kind besessen hatte: ein Kubus mit unterschiedlich geformten Löchern, Dreiecke, Kreise, Quadrate. Zu jeder Öffnung gab es ein passendes Holzgegenstück. Wenn Lena nun Erfahrungen und Ereignisse prozessierte, war es so, als wollte ein Kleinkind ein eckiges Bauklötzchen in eine runde Öffnung drücken. Mit Schmerzen, Unverständnis und Dellen, so waren auch glückliche Stunden – vor allem in der nachträglichen Gefühlsrückblende – irgendwie nicht aufmunternd, sondern hinterließen müde Augenringe, Falten und Angst vor den nächsten Gastspielen ihres Lebens.

Wenn man nun erkannte, wie schwierig selbst nette kleine Abenteuer zu verkraften waren, war auch klar, wie obsessive Zuneigung für Lena zu erleben war. Eine emotionale Hochburg wie jene zu Cedric, der sie erst angefasst und in den Arm genommen, begehrt und geschützt und danach hatte fallengelassen, wie eine heiße Kartoffel. Oder den plötzlichen Verlust eines nahestehenden Menschen. Lenas Meilensteine wogen einfach zu schwer für ihr Getriebe, das gerade so mit Sand klarkam, geschweige denn mit Kiesel oder eben Steinen in Felsenformat. Das graue Hartkonstrukt, war nicht zu stemmen.

Komorbiditäten! Zwänge, Essstörung und Depressionen

Während die Borderlinestörung für den Träger dieser Bürde oft mit einer wüsten Isolierung vom Umfeld einhergeht, ist die Krankheit selbst ein ziemlicher Liebhaber süffisanter Gesellschaft. So sitzt die Störung gerne am Stammtisch und bestellt eine Runde Bier für ihre besten Kumpels. Die ewig schwarz gekleidete Gothicfrau Depression, die nervös an den Fingern nagende neurotische Zwangsgestrafte, die bierverweigernde Essstörung (die sich dann eine Cola Zero bestellt, um dennoch großspurig zuprosten zu können, und sich in ihre Winterjacke einkuschelt, da dem kalorienzählenden Miststück immer kalt ist), und zum Schluss noch der witzeerzählende, possenreißende Substanzenabhängige. Er kompensiert dann die Cola Zero von Miss Magersucht und gönnt sich so viel Bier, bis er sich mit Filmriss wie ein Straßenköter unter den Tisch legt.

Diese waren Lenas treue Gefährten, jedenfalls in ihren Augen treuer als so mancher Kollege in ihrem Freundeskreis. Verhasst und vertraut zu gleich. Wenn diese unangenehmen Begleiter in ihrem Alltag aufspielten, war das nicht unbedingt schön mitanzusehen, und dennoch war sich Lenas Umfeld der Existenz dieser Missetäter oft nicht bewusst.

«Leute, Lukas hat zur Feier seines Geburtstags leckeren Kuchen für die Pause mitgebracht, ihr braucht also heute nichts vom Bäcker zu holen, es ist genug Schokoladen-Backwerk für alle da!»

Lenas Mitarbeiter grinsten, mitgebrachter Kuchen war immer ein Highlight, alle packten sich Kuchen auf ihre Servietten, gratulierten Lukas zum B-Day, stopften sich die süße Verführung genussvoll in die nimmersatten Münder. Lena kaute an ihrem Apfel, ihrer Karotte, ihrem Fenchel oder welchen gesunden Scheiß sie auch immer für die Pause eingepackt hatte. Die Mitarbeiter kannten dieses Bild, Lena griff nie zu, wenn leckere Esswaren zur Verfügung gestellt wurden. Ihr Verhalten wurde nicht wirklich hinterfragt. Lena war schlank, ernährte sich offensichtlich bewusst und diszipliniert.

«Komm, Lena, magst du nicht auch ein Stück?»

«Sieht sehr lecker aus, Lukas, aber wenn ich in der Pause so viel esse, werde ich immer total müde und dann schlafe ich vor dem Bildschirm ein ...»

Lena scherzte die Tatsache weg, dass sie sich um keinen Preis ein Stück Kuchen erlauben durfte. Eine innere Stimme verbot ihr solche Belohnungen, wozu auch; sie war keinen Kuchen wert. Sie war ein Nichts. Dabei hätte sie so gerne ein Stück probiert, sich die Zutaten auf der Zunge zergehen lassen, die Süße und die im Zucker wohnende Glückseligkeit in sich aufgenommen. Aber sie durfte nicht, sie durfte nicht. Sie nicht.

Später dann die Nachricht von Caro, einer guten Freundin, mit der sich Lena verabreden wollte.

Hei Lena, steht der Donnerstagabend noch? Wollen wir erst was Essen gehen und uns dann Drinks reinpfeifen? Ich schlage vor um sieben beim Italiener?

Hei Caro, natürlich steht der Donnerstag noch. Aber ich komme wohl etwas spät aus dem Büro, esse dann im Zug schon was. Treffen wir uns doch um neun in der Rösslibar, wäre das auch o.k.?

Ja klar, kein Ding. Du Arme, immer so viel am Arbeiten.

Ach, das ist schon o.k., hab' am Freitag frei.

Dann beendete Lena entgegen ihrer Nachricht bereits um fünf Uhr ihre Arbeit und fuhr, wie immer mit Wut auf ihre unnützen und störenden Mitreisenden, nach Hause. Dort duschte sie sich und aß ihre *sichere Mahlzeit*. Diese Mahlzeit bestand meist aus einer Tütensuppe, etwas Käse und einem Stückchen Schokolade. Manchmal durfte sie noch eine Reiswaffel dazu knabbern. Danach fühlte sie sich genährt genug, um Drinks zulassen zu dürfen (wobei hier immer der suchtkranke Alkoholiker und die essgestörte Erbsenpickerin in ihr mit einem Streitgespräch begannen. Am Stammtisch wird es halt schon mal laut!).

Am Wochenende gönnte sie sich dann eine Pause von der Essenskontrolle. Sie frühstückte ausgiebig, futterte den ganzen Tag hindurch irgendwelchen Mist, verlor den Überblick über das bereits Gegessene, bekam Panik, nahm Abführmittel und schiss sich in der Nacht von Samstag auf Sonntag das Hirn aus der Birne. Sexy as Fuck! Oft musste Lena an den wochenendlichen Partygängen Ersatzunterhosen in ihr Täschchen packen, weil die Abführpillen zu dünnem Stuhlgang führten und es bei einer unbedachten Bewegung zum Furz und einem mitgeführten stinkigen Souvenir in ihrer Unterwäsche kommen konnte. Es war nicht so, dass Lena sich den Finger in den Hals steckte und nach jeder Mahlzeit kotzte, oder sich nur von Wasser und Äpfeln ernährte, sie aß ja täglich Süßigkeiten und im Klub trank sie oft und viel Bier ... aber es war eben alles immer mit Kontrolle verbunden. Es machte Lena unfrei, unflexibel, genussarm und traurig (ja, da klinkte sich dann meist die alte Gothicschlampe Depression ins Gespräch ein und übernahm die Führung).

Wenn alle Welt sich auf Ferien freute, suhlte sich Lena in der Angst, im Urlaub nicht ihre gewohnten sicheren Lebensmittel einnehmen zu können. Was, wenn sie zunehmen würde, ihren Körper noch mehr abstoßen und zurückweisen müsste. Was, wenn sie dieses letzte Stück Kontrolle verlor, welches sie zum Überleben in ihrer Borderline-Achterbahnfahrt benötigte. Essgestörte funktionieren aus unterschiedlichen Gründen. Selbstbestrafung durch Essensentzug, das Gefühl leichter als das Leben zu werden, Überblick behalten, das Hochgefühl des Hungers, die Sucht nach Erfolg, und sei es nur durch ein verlorenes Gramm.

Nebst den Sportdosen, die sich Lena zur Unterstützung der kalorienarmen Ernährung regelmäßig verabreichte, schränkten sie vor allem die Zwänge ein, die sich immer wieder so klammheimlich in ihren Alltag einnisteten. Sie musste unter der normalen Arbeitswoche morgens immer zur gleichen Uhrzeit aufstehen, fünf Minuten Verspätung wirkten sich verheerend auf ihr vegetatives Nervensystem aus. Auch in der Firma bedarf es der pünktlichen Einhaltung der Pausen und Mittagszeiten. Um 11:54 machte Lena sich auf zum Mittagstisch; oft wartete sie am Schreibtisch geduldig, bis die Uhr von 11:53 auf 11:54 sprang – vorher war es ihr nicht möglich, den Arbeitsplatz zu verlassen. Dauerte eine Sitzung länger und überschritt sie die von Lena gesetzte zeitliche Grenze, wurde sie nervös, unsagbar jähzornig und biss sich möglichst unbemerkt in die Hand, um den Drang zu unterdrücken, wutentbrannt loszuschreien.

Auch abends mussten die Vorgaben eingehalten werden, Telefonate oder Anfragen für Treffen, die nach ihren Deadlines stattfinden würden, musste Lena konsequent ablehnen. Ihre sozialen Aktivitäten führten daher unter der Woche ein sehr kümmerliches Dasein. Und dennoch fand Lena genau in der gewählten Einsamkeit die Stärke und Energie zum Bewältigen ihres Alltags. Hin und wieder wagte sie das Unaussprechliche und verabredete sich für ein Konzert am Sonntagabend. Oder in Phasen des zerstörerischen Sexualtriebs holte sie sich Joe während der Arbeitstage zu sich nach Hause. Die Folge von solchen Ausbrüchen waren immer Verletzungen, Bestrafungen, grenzenlose Müdigkeit und Suizidgedanken.

«Hei Lena, ich hab' am Mittwoch Geburtstag, ich mache einen kleinen Umtrunk. Es wäre schön, wenn du auch kommst!»

«Hei Schatzi, oh ich würde so gerne kommen, aber ich hab' am Mittwoch schon einer anderen Kollegin zugesagt, da kann ich nicht. Aber ich drück dich ganz fest, sehen wir uns bald wieder für ein Bier an einem Weekend?! Hab' dich lieb!»

Oder sonntags bei Meli, es regnete in Strömen, und sie schauten sich im Endlosmodus eine Netflix-Serie an. Der Zeiger der Uhr kroch auf vier Uhr nachmittags. Lena erhob sich aus der muckeligen Wärme und sammelte ihre Sachen zusammen, machte sich für den Abschied bereit.

«Ach komm, Lena, eine Folge noch. Nur eine. Wir könnten danach auch noch zu Abend essen. Na?»

«Ich muss nach Hause, sollte noch Wäsche zusammenfalten, mein Essen für Montag zubereiten und etwas für mich allein sein. Sorry Meli, aber du kennst mich ja.»

«Ich weiß schon, aber eine Folge geht doch nur dreißig Minuten, das liegt sicher drin. Es ist so schön, mit dir diesen Mist zu schauen. Bitte!»

Und Lena ergab sich, büßte dann die ganze Woche mit erniedrigenden Gedanken an Schmerz und Wertlosigkeit. Dreißig Minuten Vergehen und ein Universum an Auswirkungen. Am Schluss zog Lena bei den Zwängen immer den Kürzeren. Entweder Sicherheit und Schutz, dafür aber soziale Isolation, oder aber gute Gesellschaft und danach der Sinkflug.

Und wir wollen doch nicht vergessen, auch die unglückliche, traurige Prinzessin zu Wort kommen zu lassen. Hallo Depression, wie schön, dass du uns auch mit deiner Anwesenheit beehrst. Fotze!

Lena wusste nicht, wie sie dieses schwarze Loch beschreiben sollte, in welches sie immer mal wieder ohne Vorankündigung fiel. Ein tiefer Fall, so tief. Während der ständig wechselnden Stimmungsschwankungen ihrer Grenzwandlerkrankheit befand sich Lena oft in zerrissenem Zustand. Suchend nach Hilfe, ohne diese je annehmen zu können. Sehnend nach Nähe, obwohl Körperkontakt brannte wie Feuer und Brandwunden hinterließ. Kämpfend und aufgebend zu gleich. Dagegen waren die depressiven Phasen von seltener Konstanz. Ungefähr drei Tage am Stück bestand dann der Alltag aus Gedrücktheit und Gedanken an Flucht in den Freitod. Die Trauer so lähmend und festgetackert an Gliedmaßen und Kopf; das Gewicht des Tuches, welches die Leuchtkraft der Emotionen dämpfte, unerträglich verdunkelte, der Rucksack bleischwer am Rücken. Jeder Schritt ein ungeheurer Kraftakt, Starren in einen Schlund, der ihr Leben wiederzugeben schien. Ständiges Weinen, Heulkrämpfe, die sich wie ein Ausstülpen der Gedärme anfühlten, dann wieder müde vegetieren. Die Depressionen schlitterten immer am Rand von Verzweiflungstaten umher. Irgendwann würden sie Lena einfach in der Kurve abwerfen, wie einen Müllsack.

Und nach den energielosen, matten Tagen der Deprischübe fand sich Lena wieder im unbarmherzigen Auf und Ab, Schwarz und Weiß ihrer Borderlinekarriere. Schleudertrauma garantiert!

Treffen... auf ein Bier oder mitten ins Herz

Die Tage bis zu den verdienten Festtagsferien schmolzen zu einem undefinierbaren, ekligen Klumpen zusammen. Wie die Weihnachtskerzen, die jedem Raum einen besinnlichen Schimmer verliehen und eine versöhnliche, weiche Atmosphäre schafften, so befand sich auch Lena in einem schwach erwärmten, nur spärlich erhellten Zustand. Zweigesichtig wie ein Psychopath bestritt sie die täglichen Aufgaben, ohne ihrer wirklich gewahr zu werden.

Von Reto hatte Lena hin und wieder eine blumig umschriebene Aufmunterung erhalten. Wie gewohnt nur in jenen dramatischen Momenten, in denen ihre Welt in eine Million Scherben explodierte und Lena in einem Regen aus spitzem Glas ritzte, schnitt und rötlich kolorierte. Seine Worte fühlten sich dann immer wie Milch und Honig im wundgebrüllten Hals an. Er hatte ihr versprochen, sie würden sich bald treffen. Er hatte sogar eine Beschreibung von sich abgegeben. Groß, 195 cm, dunkle, krause Locken, grüne Augen, eher Seebär als Fitnessfreak, 38 Jahre alt. Er beschrieb eigentlich Lenas oberflächliche Traumvorstellung.

Nur: So jemanden kannte sie nicht, aber das schien nur noch eine Frage der Zeit. Sie würde so stolz sein, einen solchen gut aussehenden, empathischen Mann ihren festen Freund nennen zu dürfen.

Aber dennoch hatte sie sich in einem schwachen Moment auch wieder an Cedric gewendet. Blöd, wie Lena war, stellte sie sich immer noch vor, Cedric würde ihr die Balsamworte zurücksenden, von denen sie sich so abhängig fühlte. Zwar hatte sie sich geschworen, sich nun auf den mysteriösen Reto einzuschießen und endgültig mit Cedric zu brechen, aber ihre verschobene Wirklichkeit zwang Lena zu letzten Aktionen. Nach gut zwei Wochen des gegenseitigen Nichtschreibens dachte sich Lena ein inakzeptabel dämliches und absolut doofes Drama im Kopf aus. Hauptdarsteller, wie immer, Cedric und sie. Auf einmal war für Lena sonnenklar, dass sich Cedric nur deshalb nicht meldete, weil er Lena nicht bestürmen wollte und ihre Probleme mit Nähe berücksichtigte. Wie umsichtig von diesem tiefgründig mitfühlenden Menschen! In der gestellten Szene in ihrer Welt wartete der traurige Cedric auf Lenas Aufforderung, an ihrem Leben teilzunehmen. Zwei Wochen absolute Funkstille, bestimmt fragte sich Cedric, ob seine Lena, die immer wieder an den Abgrund des Existenzwillens gelangte, sich etwas angetan haben mochte. Sicher bemerkte er, dass Lena sich nicht wie gewohnt intensiv und mit viel zu intimen Gemütsanliegen bei ihm meldete und sich seiner Freundschaft rückversichern wollte. Lena erdachte sich die romantischen Spinnennetze, in welchen Cedric gefangen und in den, durch Lenas Schweigsamkeit erzeugten Ängsten, festklebte. Sich erst durch die Abstinenz der Textnachrichten seiner Liebe zu Lena bewusst wurde. Lena wartete, dass Cedric sich sorgen- und liebevoll nach ihrem Verbleib, nach ihrem Befinden erkundigen würde.

Leider war dem nicht so. Wie kam ihr komischer Kopf nur immer auf solche stumpfsinnigen Ideen, sie war doch sonst nicht so dumm? Enttäuschung im Quadrat. Nach der selbst gemachten zweiwöchigen Entzugskur betreffend der cedricschen Smartphone-Interaktionen fiel Lena in ein sehr, wirklich sehr tiefes Loch. Sie hatte die Tage gezählt, die der Stille zum Opfer gefallen waren, und irgendwann konnte sie die Illusion vom wartenden Cedric nicht mehr ganz aufrechterhalten. Es war ihm schlicht nicht aufgefallen, dass Lena schwieg. Diese Erkenntnis schmerzte so sehr. Worte konnten den Schmerz nicht beschreiben, körperlich, atemraubend, widerlich klebrig und brennend heiß.

Obwohl sich Lena eines Besseren bewusst war und die eigens auferlegte Kontaktsperre zu Cedric ihrer Gesundheit willen hätte aufrechterhalten, den Entzug durchziehen sollen, schrieb sie ihm eine WhatsApp. Jedoch nicht, ohne sich vorher zu verletzen, den Unterarm mit Schnitten zu dekorieren, erst danach durfte sie sich erlauben, Hilfe und Trost zu suchen. Bevor sie die vorläufig letzte verheerende Konversation mit Cedric startete, fragte sie Meli um Rat.

«Meli, was soll ich tun, siebzehn Tage sind vergangen und er meldet sich nicht. Es ist ihm ja nicht mal aufgefallen, dass ich nicht mehr schreibe. Sicher vögelt er so eine Gute-Laune-Braut, eine sportliche Studentin, die in sozialen Hilfsprojekten aktiv ist, biomäßig kocht, super aussieht, unkompliziert ist und immer lacht. Wenn ich ihm nicht schreibe, vergisst er mich einfach, ich will nicht fallengelassen und vergessen werden. Ich will nicht, Meli! Mir ist durchaus klar, dass da nichts mehr kommt, er liebt mich nicht. Aber ich kann nicht zulassen, dass es endet. Ich meine so ganz und gar.»

«Ach Scheiße, Kleines. Schon wieder Cedric, ich kanns echt nicht mehr hören! Cedric, Cedric, Cedric ...! Ihr seid doch nur Freunde, das hat er dir sehr oft und mehr als deutlich zu verstehen gegeben. Und in einer eher grobmaschigen Freundschaft, da sind siebzehn Tage Funkstille nichts. Ich habe selbst einige Kollegen, die ich sehr gut leiden kann, und die hören manchmal ein halbes Jahr nichts von mir!»

«Ich weiß, ich weiß. Aber ich erwarte mehr. Ich will einfach, dass er mich liebt. Jetzt.»

«Na ja, vielleicht musst du deine Erwartungen nochmals knallhart bei einem Treffen auf den Tisch legen, ich denke nicht, dass dieser Typ das Ausmaß deiner Gefühle und deiner Verzweiflung erahnt. Zumal du immer auf Kumpel und eine nette Miene zum beschissenen Spiel machst. Aber ich sag dir, diese Kiste ist gelaufen. Let it go, Honey!»

«Meli. Ich dreh durch! In meinem Scheißkopf ist dieser Arsch immer präsent. Ich krieg ihn nicht raus. Und das, obwohl ich ihn in den letzten fünf Monaten nur zweimal kurz auf ein Bier getroffen habe, und Sex hatten wir seit über einem Jahr nicht mehr. Den holt er sich bei allen anderen. Ich verzweifle. Wieso tut der mir das an?»

«Lena, hör mal, du kannst ihm 'ne WhatsApp schreiben, wenn du dich dann besser fühlst, aber dann wird dieses Hin und Her immer so weitergehen. Kalter Entzug, Kontaktsperre,

Schluss aus. Nur das hilft wirklich. Du machst dich kaputt mit diesem Typen.»

«In meiner Fantasie ist er ganz anders, weißt du. Wenn ich ihn nicht sehe, wird er zum Idealbild. Ich sehe IHN, eine traumgenähte Cedric-Puppe. Hundertfach fürsorglicher als das Original. Ich ... ich habe Angst, ihn loszulassen. Was bleibt mir denn noch?»

«Lena, das ist nicht mehr normal! Besprichst du das eigentlich auch mit deiner Therapeutin?»

Und da war er, dieser Satz mit dem Lena vom einen auf den anderen Moment nur noch Zorn und Abneigung gegenüber Meli empfand. Immer wenn's schwierig wurde, psychisch geladen, dann schoben sie sie alle – ihre sogenannten Freundinnen, Kollegen, – zum Therapeuten ab! Wie praktisch, befasst euch nicht zu sehr mit Lena, die spinnt und ist mühsam und unberechenbar. Schickt sie zur Fachperson, die kümmert sich drum. Die Wut fand ihren Weg nach draußen, schnippisch verabschiedete sich Lena von Meli.

«Ja, keine Angst ich werde es thematisieren, damit du und alle anderen ruhig schlafen könnt. Ich muss los, tschüss.»

«Was ist denn mit ...?»

Aber da hatte Lena schon aufgehängt. Schmiss in ihrem Wahn die Blumenvase einmal quer durch ihr Wohnzimmer gegen die Wand, wo sie zerbarst. Tausend Stücke über den Boden verteilt, in abgestandenem Blumenwasser, ein Abbild ihres verpfuschten Daseins.

Immer noch mit bleischweren Wutklötzen im Bauch schrieb sie ihren Hilferuf an Cedric.

Hei, mir gehts grad wirklich nicht gut, darf ich etwas von deiner guten Laune und deiner Zufriedenheit klauen? Gehts dir auch manchmal schlecht?

Wie immer las er die Nachricht und antwortete lange nicht, sehr lange. Lena wartete volle drei Stunden, von entsetzlichen Weinkrämpfen und Zurückweisungsfrust geschüttelt und gebeutelt. Immer wieder strich sie sich selbst tröstend über den frisch verbundenen Arm, den sie zuvor mit der Schere übelst zugerichtet hatte. Den Teddybären im Arm konnte Lena, die in Embryonal-Stellung im Bett vor sich hin wimmerte, nicht aufhören, ihre Augen in Salzwasser zu tränken. Vierunddreißig Scheißjahre alt und heulend zusammengekrümmt wie ein Neugeborenes. Dann kam die Antwort des begehrtesten Mannes der Stunde. Lenas Magen vollführte einen rassigen Tangotanz, die Herztöne überschlugen sich in wildem Techno. Die

Antwort war so zart und einfühlsam formuliert, wie ein Psychopath beim quälenden Ertränken von jungen Katzenbabys vorgehen würde.

Hei Lena, wenn du gute Laune brauchst, kannst du nicht auf andere bauen, das musst du schon selbst machen. Krempel deine Ärmel hoch und lass laufen! Und ich gehe heute Abend Party machen, gemütlich Zuhause ist etwas für Anfänger!!

«Ernsthaft?! Das ist jetzt der schlechteste Witz, seit Trump zum Präsidenten gewählt wurde. Cedric weiß verdammt noch mal davon, dass ich mich am Arm verletzen muss, dass ich diese groteske Schmerzsucht habe und darunter leide wie ein verdammtes Schlachtschwein. Und dann schreibt er, ich soll die Ärmel hochkrempeln und laufen lassen? Echt? Dieser gemeine Ethik-Nazi, dieses widerliche unmenschliche Arschloch!»

Lena drehte durch, schlug um sich, weinte, schrie, außer Kontrolle schlug sie die Faust gegen die Wand, Blut färbte die weiße Mauer in zartes Rot, der Parkettboden sah aus, als hätte er die Windpocken, derart gesprenkelt war er von ihrem Ausbruch. Lena löschte die Nummer von Cedric, fertig, schwor sie sich. Ich kann nicht mehr. Und speicherte die Nummer Sekunden später wieder unter Cedric ab.

Sie textete Reto.

Hab mich bei Cedric gemeldet, er hat mich und meine Verzweiflung abgewischt wie einen lästigen Fussel auf der neuen Jacke ...

Sie biss in ihr Kissen, biss sich in die Hand, wollte ihr Telefon in die hinterste Ecke des Schlafzimmers pfeffern und hatte schon mit der Hand aufgezogen, wie ein Baseballstar, da bemerkte sie die Nachricht von Reto.

Lena, ich hab' dir doch gesagt, der Cedric interessiert sich nicht so für dich, wie du es brauchst. Bitte hör auf dir wehzutun, ich bin da! Ich bin nur für dich da.

Schniefend zog Lena den Rotz in ihrer Nase hoch und tippte mit den von der Gewaltexplosion betäubten Fingern.

Reto, ich will dich sehen. Nimm mich in den Arm. Wo finde ich dich? Wo können wir uns treffen?

Dann schloss sie die Augen, achtete auf ihren flachen Atem. Eine Weile schien sie von all den Ausbrüchen und Enttäuschungen entrückt in weichen Schlaf zu verfallen. Dann schreckte sie hoch. Und las Retos Text.

Ich warte auf dich bei der Bank beim Waldrand, dort wo du immer hingehst, wenn du einen Moment Abstand suchst. Ich werde da sein.

Endlich, endlich würde sie den ominösen Reto treffen, er würde Lena in den Arm nehmen, er würde sie mit aller Gewalt von dieser grausamen Außenwelt schützen. Bestimmt wird er aussehen, wie ich ihn mir erträumt habe, dachte Lena. Er, die Reinkarnation von ihrem idealisierten Amokschützen, der große Mann, zu dem Lena mit Puppenaugen aufschauen konnte. Es würde die perfekte Symbiose werden, die absolute Verschlungenheit. Lena würde Reto sehen, und mit dem Blick in sein Gesicht und in sein innerstes Wesen würde sie anfangen zu existieren. Reto und sie. Er würde die beste Mischung aus Lover und Beschützer, Freund und dem verlorenen Bruder sein. Bonnie und Clyde, sie würden sich den Weg in die Glückseligkeit erkämpfen, gemeinsam. Zur Not auch mit Gewalt. Genau so würde es werden, und Lena würde nichts weniger als diese kompromisslose Perfektion akzeptieren.

Mit diesen unerfüllbaren Erwartungen zog Lena eine Jacke über ihre bequemen Hauskleider. Den Blick in den Spiegel mied sie, Reto würde ihre Besonderheit, ihren Charakter erkennen. All die guten Eigenschaften, die sie selbst in sich nicht zu finden vermochte. Deshalb war es auch scheißegal, wie sie aussah, verheult, verquollen, die dünnen Flatterhaare lästig und wirr im Gesicht. Außerdem stank sie etwas nach Schweiß, weil sie noch nicht geduscht hatte, und die zornige Explosion der letzten Minuten drang wie Schwefelgeruch aus ihren Poren. Aber das spielte keine Rolle, mit dem Treffen mit Reto war der Weg in eine erfüllende Zweisamkeit vorgezeichnet. Lena war bereit, sich in jeglicher Form von Reto schlucken zu lassen, mit ihm zu verschmelzen.

So hastetet sie aufgeregt und mit zittrigen Händen zum vereinbarten Treffpunkt, der nur gerade fünf Minuten von ihrer kleinen Festung entfern war. Unterwegs stolperte sie zwei Mal über die eigenen ungeschickten Füße. Mit der Zunge fuhr sie sich über die belegten Zähne und bereute, dass sie nicht wenigsten die Zähne geputzt hatte. Zumal der erste Kuss mit Reto ihr Leben deutlich verbessern sollte und sie nun vielleicht für immer die Erinnerung an diesen denkwürdigen Moment mit dem Gedanken an Mundgeruch verbinden würde. Von Weitem sah sie die besagte Bank am Waldrand auftauchen, umwoben von Nebelschwaden, der Friedhof in unmittelbarer Nähe. Ein eindrucksvolles, starkes Bild, das düster und romantisch zugleich ein Ebenbild von Lenas Gedanken wiedergab.

Niemand saß auf der Bank, aber das hatte nichts zu bedeuten. Einer ist immer früher dran als der andere. Vielleicht hatte Reto sich im Gegensatz zu Lena die Zeit fürs Zähneputzen genommen.

Kein Problem, kein Ding, alles gut, alles wird gut. So was von gut. Bei der Bank angekommen, setzte sich Lena und gönnte sich ein paar Sekunden Atempause, während ihre Hosen die Nässe des modrigen Holzes aufnahmen und ungeniert an ihren Hintern übergaben. Doch eine Blasenentzündung ist ein kleiner Preis für das ewige Reich von Glück und Liebe.

Einige Minuten verstrichen und langsam konnte Lena sich nicht mehr gegen die Tatsache wehren, dass etwas nicht stimmte. Geistesgegenwärtig hatte sie beim überhasteten Verlassen ihrer Wohnung ihr Telefon mitgenommen. Sicher war Reto nur verspätet, wohl aufgehalten worden von Mächten, die diese Verbindung verhindern wollen. Reto würde sie nicht sitzen lassen, nicht nach all den intensiven Nachrichten, nicht nach dem Versprechen, sie vom Schmerz des Lebens zu beschützen.

Aber der Zeiger der Kirchenuhr schlich unbarmherzig weiter, aus fünf Minuten wurden zehn und die Angst kroch von hinten hämisch grinsend über Lenas Schultern. Sie verschickte furchterfüllte Nachrichten.

Reto, wo bist du, ich bin hier bei der verabredeten Bank?!

Reto, ist dir was passiert, bitte melde dich! Lass mich nicht sitzen. Du hast versprochen mir nie wehzutun.

Reto! BITTE TU DAS NICHT, bitte, bitte nicht!!

Lena erhielt keine Rückmeldung, Anrufe blieben unbeantwortet. Es war nicht mehr von der Hand zu weisen, dass nun auch dieser Mann Lena verlassen hatte. Einer mehr in der Sammlung, der sich nach anfänglichen guten Vorsätzen für den einfachen Weg entschieden hatte und Lena mit all ihren wankelmütigen Schwankungen allein ließ. Nur dass dieser Verlust zu sehr schmerzte. So oft hatte Reto in den letzten Monaten als Anker gedient, war in den ganz schlimmen Momenten mit Worten und unfassbarem Insiderwissen für Lena da gewesen, er hatte immer gesagt, was sie gerade dringend hören musste.

Das Leiden war riesig, unbeschreiblich groß und tief und nicht tragbar. Es war keine Luft zum Atmen mehr da, keine Kraft zum Kämpfen. Die Kehle zugeschnürt, den Bauch gefüllt mit wütend stampfenden Elefanten. Hand in Hand mit Löchern, in denen man schier unendlich nach unten sausen konnte. In diesen enormen Gefühlen verschwand Lena, der Zugang zu ihrem Innern wurde, wie ein rotes Band bei der Eröffnung einer neuen Boutique, mit einer Schere durchtrennt. Lena verblasste, ein Roboter erschien und funktionierte. Sie hatte keine Rasierklingen dabei, aber ein kleines Taschenmesser als Schlüsselanhänger am Schlüsselbund. Sie wählte die Nummer des Notrufes ...

«Notrufzentrale Bern, wie kann ich ihnen helfen?»

«Ich bin Lena Hoffmann aus Zollikofen Bern, ich werde mir das Leben nehmen!»

«Ruhig, Frau Hoffmann, reden Sie mit mir. Wo sind Sie und was ist passiert? Tun Sie nichts Übereiltes, können Sie uns sagen, wo Sie genau zu finden sind?»

Aber Lena hatte nicht die Absicht, mit der netten Dame vom Notruf ein Kaffeekränzchen abzuhalten. Kaffee und Kuchen gehörten der Vergangenheit an, ebenso wie ihr lächerliches kleines Leben. Das Taschenmesserchen war ein Werbegeschenk gewesen, an irgendeiner Gewerbeausstellung vor gefühlten hundert Jahren. Es war klein und absolut stumpf. Aber zur Not würde es reichen, Lena hätte sich die Pulsadern auch aufgebissen, hätte ihr die süße winzige Klinge nicht unter großer Anstrengung den letzten Gefallen erwiesen, ihre Lebenslinie zu öffnen. Es war kein Zuckerschlecken, es tat verdammt noch mal weh wie Sau. Lena musste die Haut richtiggehend frei säbeln, wie einen Laib Brot durch wildes Hin- und Herbewegen des Messers. Der Druck und die Kraft, die sie auf das Metall ausüben musste, hatte nichts mehr gemein mit der verklärten Selbstmordfantasie, vom zarten impulsiven Kitzeln des Handgelenks mit einer scharfen Rasierklinge. Das hier war Fleischermeisterei vom Feinsten.

Als das Blut endlich warm und schwallweise aus der Öffnung trat, entschleunigten sich Lenas Puls und Atmung. Das andere Handgelenk müsste sie wohl nicht freilegen, überlegte Lena, es würde reichen, sich hier auf die Bank zu legen und zu warten. Blutverlust und nässende Kälte würden ihr Übriges zur Situation beitragen. Ein Rauschen in den Ohren, die Klänge der Umgebung wurden leiser und dumpfer, Übelkeit und Schwindel befielen Lena wie eine tropische Insektenplage. Sie schloss die Augen, alles drehte sich, sogar in der dicken Schwärze hinter den geschlossenen Liedern. Das ist ja, wie eine Flasche Whiskey auf Ex zu trinken ... Die Atemwölkchen, die in regelmäßigen Abständen aus Lenas Mund und Nase ab huschten, wurden dünner, weniger. Und dann war nichts mehr.

Einbettzimmer, ohne Ausblick aber mit Klo

Die oberen Augenlider lösten sich nur ungern von den Unteren. Fest verklebt, beraubten sie das langsam dämmernde Bewusstsein der Schönheit der nüchternen Neonröhre oberhalb des Spitalbettes. Und doch, ganz behutsam wurde Lena zurück ins Leben geschubst. Ihre Kehle war ausgetrocknet und beim Schlucken war es, als wäre ihr Halszäpfchen mit Schmirgelpapier umwickelt. Ihr Körper war merkwürdig schwer und leicht zugleich, und ihr war kalt, obwohl sie mehrere Lagen Stoff auf sich lasten spürte. Mit den Bildern des Krankenhauszimmers kehrte die enttäuschende Ernüchterung zurück. Mit dem ungelenken Rumgezappel in fremden Betten kamen die Bilder wieder.

Reto, Joe, Christian…

… Cedric

… Taschenmesser.

Bevor sie sich zu wehren vermochte, brach die ganze missratene Geschichte, die sich ihr Leben nannte, auf Lena ein. Die Angst, die

Scham, die Leere und das Gefühl, verdient verlassen und abgewiesen worden zu sein, katapultierte Lena sofort in jenes Tief, dass die Entscheidung zum Freitod und die folgende, verstörende Ausführung jenes Entschlusses ausgelöst hatte.

Nur weil sie anscheinend nicht mal gescheit genug war, sich anständig umzubringen, und durch Zufall überlebt hatte, hieß dies nicht, dass sie darin eine zweite Chance, einen Neuanfang sah! Sie hob den Arm, an welchem sie ihr kleines Massaker verübt hatte, zog die Infusionsnadel raus, löste den Verband, und da kam die rote Fleischwunde zum Vorschein. Zwölf Stiche zierten die Ränder des Schnittes. Zeichen eines Scheiterns, Lena fand die Wunde schön. Dann begann sie an den Fäden zu zupfen und Stück für Stück aus der Haut zu pulen. Überrascht und erfreut stellte Lena das Fehlen jeglicher Empfindung fest. Es tat gar nicht weh, nicht ein kleines bisschen. Das half natürlich, die Sache zu vereinfachen und beschleunigen. Bereits füllten einige Tropfen Blut die Leerstellen der Nähte. Energisch fingerte Lena an der Wunde herum, gerade hatte sie den letzten Faden entfernt und wollte an beiden Seiten der Wundränder ziehen, um den Schnitt wieder zu öffnen. Zur Not könnte sie auch hineinbeißen.

«Frau Hoffmann, was machen Sie denn da?»

Die junge Krankenschwester hatte blondes Haar, war dezent geschminkt und machte den Eindruck, als würde sie auf Ernährung und Fitness achtgeben. Zehn Punkte für diesen Traumbody und das Porzellangesichtchen, dachte Lena sarkastisch.

«Fotze, lass mich in Ruhe. Das geht dich einen Scheißdreck an. Geh und spiel mit deinen Puppen Baby.»

Über dieses, merkwürdig eingebrachte Filmzitat aus Dirty Dancing musste Lena plötzlich kichern. Etwas hysterisch, aber irgendwie angenehm. Doch ablenken ließ sie sich trotzdem nicht. Zumal diese blöde Krankenschwesterschlampe aussah wie Pascale. Cedrics schöne Ex-Freundin. Das Leben hatte echt einen ziemlich beschissenen Sinn für Humor. Mit einem Urschrei rupfte sich Lena die Wunde auf, führte ihre Fingernägel tief in die Wärme des bereits auslaufenden Blutes und zog die Schlucht in ihrem Handgelenk noch mehr auseinander. Ein Schwall warmes rotes Lebenselixier mit einzelnen klumpigen Gerinnseln übergoss das Krankenbett.

«Fickt euch alle, ihr Arschlöcher. Ich will nicht mehr!», schrie Lena ins schreckensgeweitete Gesichtchen des Pascale-Doubles. Diese drückte energisch auf ihrem Beeper herum, um weitere Arschlöcher in weiß zum Tatort zu lotsen.

Dann fand die Schwärze Lena wieder, in welcher alles so einfach und trivial erschien. Ach, wie angenehm.

Als Lena zum zweiten Mal erwachte, war sie fixiert. Mist verdammter, dachte sie. Das ist doch bestimmt gesetzlich verboten. Aber die ganz große Verzweiflung und die Lust zu sterben hatten Lena seltsamerweise verlassen, sie war einfach nur endlos erschöpft. Es fühlte sich an, als ob sie in Flipflops das Matterhorn bestiegen hätte, um dort tausend Runden auf einem klapprig aussehenden Karussell zu drehen. Sie dachte an die Menschen, die immer bedingungslos zu ihr gestanden hatten, den eigenen Schwierigkeiten zum Trotz. Personen, die mit Lena so viele Hürden übersprungen hatten, all die Abgründe mit ihr zu erkunden versuchten, bei ihr an der Seite ausharrten mit dem Wertvollsten, was sie zu bieten hatten, sich selbst und der Geduld, den immer gleichen Kämpfen Lenas beizuwohnen. All diese lieben Freunde und natürlich ihre Eltern würden maßlos enttäuscht sein von Lenas Handeln, ihrem Egoismus und dem Versuch, sich ohne große Worte aus dem Leben zu schleichen, feige. So feige.

Und dann dachte Lena an die Parasiten, die sie in den letzten Jahren ausgelutscht hatten und deren Wirt sie so selbstzerstörerisch und freiwillig gewesen war. Cedric, der sich seinen eigenen Bedürfnissen so bewusst war, der sich nahm, was er wollte ... erst Sex, dann Bierzeiten und Gespräche. Cedric, der sich seiner so gewahr war, der sich nichts vorzuwerfen wusste, da er niemanden über seine momentane Unlust zu Kompromissen, geschweige denn zu treuen Bindungen, in Ungewissheit ließ. Er, der alles richtig gemacht hatte, keine falschen Versprechen machte oder Zeichen setzte und dennoch ein stupider Hanswurst war. Der sein Leben jetzt gerade in vollen Zügen genoss und sich sicher war, dass die Beziehungen, die große Liebe, aus der auch Kinder hervorgehen würden, und all diese festen Geschichten noch auf ihn warteten. Er besaß den festen Glauben, alles haben zu können, sich im Moment durch Betten und Länder vögeln zu können, um in ein paar Monaten oder Jahren die Frau zu treffen, mit der er sich binden wollte. Diese Frau würde nicht Lena sein, niemals. Egal, was sie auch tat. Diese Wahrheit schwelte, wie eine eitrige Entzündung, die nur heilen konnte, wenn man sie vom

Bakterium vom Infekt, in dem Fall von Cedric, vollkommen befreite.

Gegen Ende der letzten Wochen hatte Cedric sich ja oftmals nicht einmal mehr dazu bequemt, Lena halbwegs zu antworten. Was zur Folge hatte, dass sich Lena noch mehr und immer wieder bei ihm meldete, um eine Nachricht zu erzwingen. Am Schluss dann noch diese letzte Konversation, in der ihr Cedric empfahl, die Ärmel hochzukrempeln und es laufen zu lassen. Eine Abwärtsspirale voller Scham und Wut. Es blieb dabei, er ignorierte Lena, und diese zerbrach an der Blamage und der Ablehnung, war aber nicht imstande, mit dem Schreibbombardement aufzuhören. Selbstverletzung in ihrer eigenen reinen Form.

Oder Joe, der dachte, der schrumpelige Zipfel in seiner Hose sei das Mächtigste, was die Welt zu bieten hatte. Lena dachte an all die plumpen, stupiden Nachrichten, die sie von Joe in den verschiedensten Lebenslagen erhalten hatte. Und die darauf schließen ließen, dass da ein Defizit an Intelligenz und zur Kompensation dessen eine Überfixierung auf sein Dingelchen bei Joe vorherrschte. Anfangs war Lena schwach und willenlos auf jede Forderung eingegangen, hatte den potenten Jüngling zu Hause abgeholt, mitten in der Nacht, ihn dann mit Essen und später ihrem Körper bedient.

Ließ ihn bei sich schlafen, bediente ihn morgens erneut und stellte das gesättigte Bübchen wieder in sein Heim, zurück zu seinen Eltern. Die Wahrheit war, Joe interessierte sich null für Konversation, für Lenas Leben und erst recht nicht für ihre Nöte. Sie war ein Fick, ein Loch oder besser gesagt drei Löcher, umgeben von pulsierendem Fleisch. Einfach zu nutzen und bestellbar wie eine Pizza. Auf jedes textliche Lebenszeichen von Lena reagierte er mit eindeutigen, grammatikalisch falschen Sätzen … es ging immer nur um seinen kümmerlichen Schwanz, der 80 % von Joes Lebensinhalt ausmachte.

Da war ihr Geburtstag vor Kurzem, als sich Joe meldete.

Hei, was machst du?

Lena antwortete brav und ferngesteuert: *«Ich hab' heute Geburtstag, mein Papa ist gerade bei mir, um anzustoßen.»*

Was wiederum den wortgewandten Jüngling dazu brachte ein verruchtes *«Ich hätte da sonst eine geile Kerze in der Hose zum Ausblasen»* zu schicken.

Oder damals, als Meli sie nach einem depressiven Schub zum Essen eingeladen hatte, um mit etwas Gesellschaft und Teigwaren zur Stimmungsverbesserung Lenas beizutragen, und Joe mitten im Abendessen schrieb: «*Hei kommst du vorbei?*»

Worauf Lena bestimmt und ablehnend zurückgab: *Sorry, hab' mich grad zum Essen mit Kollegen hingesetzt, heute nicht!*

Was zur Folge hatte, dass Joe in seiner erigierten Kreativität zum Besten gab: *Ach, da würd' ich mich gerne dazusetzen, danach dürftest du dich auf mich setzen…*

Es war nicht mal witzig, fand Lena, auch Meli war nicht der Meinung, dass Joes Anmache zur sexuellen Begierde beitrug. Schlimmer wurde es, je mehr Lena Joe zurückwies. Das geschah allmählich, als sich Reto (ach Reto, wer und wo bist du nur?) langsam in Lenas Leben gedrängt hatte und sie damit etwas aus den dominanten Fängen von Joe befreite. Als Lena also anfing, Joe nicht mehr devot in jeder Situation mit körperlichen Gefälligkeiten zur eigenen Egopolitur oder Bestrafung zu bedienen, wurde dieser unruhig und sehr direkt in Anbetracht des drohenden Verlusts der Bequemlichkeit. Er schickte Lena Fotos seines Penis und schrieb Sachen wie: «*Hei Lena komm, ich habe da 'ne Ladung zum Abspritzen!*» Bääh nein, danke du

Arsch. Spritz in ’ne Socke, wenn’s raus muss. Aber sobald Lena allein im Wirrwarr ihrer Empfindungen zu Hause rumsaß, sich keiner meldete und sie sich als inexistent empfand, dachte sie daran, sich durch Joes Pimmelchen etwas Bestätigung und Wärme zu erficken. Und sie schämte sich für diese erniedrigenden Gedanken. Es war ihr einfach nicht möglich, sich zu lieben. Liebe konnte sie immer nur durch peinigende und widerliche Akte annehmen. Wie krank das doch war! Wie unnormal, kaputt, verstörend und krank.

Dann waren da all diese nichtssagenden Flirts und One-Night-Stands, die nichts als eine stupide Leere waren, oder Herpes. All die Männer, die sie so nahe an und in sich gelassen hatte, um sich lebendig zu fühlen, existent, sichtbar. Nur um danach wieder in sich selbst zu verschwinden, verblasst, ausgelöscht und abgelöscht. Lena wünschte sich, sie könnte alles auf null setzen und neu beginnen. Oder wenigstens jetzt einen Neustart anfangen und wirklich zu leben beginnen. Aber sie war müde, sehr, sehr müde.

Die Wochen nach dem Selbstmordversuch waren einerseits vom Dampf der strikten Psychiatriestrukturen eingenebelt, anderseits so klar präsent wie ein sauber geputztes Fenster. Gruppentherapien reihten sich an Familiengespräche. Sport- und Bewegungslehre zum Wiederentdecken des eigenen Körpers, Schematherapie, immer wieder Essen im Gemeinschaftsraum mit all den anderen zerrütteten Seelen. Lehren zur Selbstliebe, Skills, Tricks, Aggressionstraining, Verträge sich selbst nicht zu verletzen, Verträge sich nicht umzubringen, reden, plaudern, weinen, schreien, labern, erzählen, schweigen ... Alles wurde aufgearbeitet, die Kindheit in Stückchen zerlegt, die Gegenwart in Wellen geritten und die Zukunft mit Buntstiften koloriert. Lena knetete ihre Ängste in eine braune Masse aus Ton, machte sich in Rollenspielen selbst Komplimente, sie schubladisierte sich, achtete auf Nuancen ihrer Empfindungen und auf versteckte Gefühle hinter Gefühlen und den überdeckten Gefühlen darunter.

Cedric wurde thematisiert, Reto auch, alle Männer. Die Muster, die Lena pflegte, ihre sozialen Fähigkeiten, ihre Freundschaften. Ihre Begabung, den Alltag trotz der Dämonen immer pflichtbewusst zu bestreiten und abzuwickeln (bis zu dem Tag natürlich, als sie sich zu töten versucht hatte und die nächsten Wochen krankgeschrieben ihre Sachen im Büro nicht termingerecht erledigen konnte. Sorry Kollegen, so war das nicht gedacht!). Sie wurde ge- und bestärkt, gelobt, ausgefragt, protokolliert, medikamentös versorgt, genäht und geflickt. Sie wurde durchleuchtet, zur Arbeit an ihrem Ich gezwungen, be- und verurteilt, geschoben, geschubst, aufgerichtet, gestützt, gehalten, angefasst und selten auch mal sich selbst überlassen.

Bei all der Aufmerksamkeit und den Therapien durchlebte Lena zwei volle Monate Höhenflüge und Talstürze, oft, wie gewohnt, im steten Wechsel. Manchmal war ihr, als ob sie nun ein neues Kapitel aufschlagen würde: Gesund zu werden und die Lasten, die so schwer an ihrem Rücken zu hängen schienen, etwas ablegen. Dann wiederum dachte sie, dass es sinnlos war und sie sich niemals aus der Tristesse ihrer öden Existenz rausstrampeln würde. Oft kamen Panikattacken in den ungünstigsten Momenten. Sie schaute beim Mittagessen zum Fenster hinaus, sah, dass die Bäume bereits zu blühen begannen, und ihr wurde schwindelig, das Herz raste und sie bekam keine Luft. «Wartet! Es darf nicht Frühling werden, ich bin noch nicht bereit, die Winterkälte zurückzulassen, ich krieg noch keinen bekömmlichen Tagesablauf hin. Das Jahr darf nicht ohne mich fortschreiten und schon wieder so ungeheuer viel ungelebte Zeit in meiner Vita zurücklassen!»

Dann wurde ihr schlecht und die leckere Gemüsequiche, auf welche sie sich den ganzen

Morgen gefreut hatte, kam ihr bittersäuerlich die Speiseröhre hochgekrochen. Mit einem ungedämmten, zügellosen Würgen ergoss sich ein druckstarker Strahl Galle mit Stückchen über den gesamten Tisch. Schamgebeutelt entschuldigte sich Lena bei allen, die sich angeekelt und überrascht von ihr abwendeten. Es war zwar nichts Ungewöhnliches in der betreuten Einrichtung, dass sich Körpersäfte verselbstständigten, zumal die Essgestörten auf der gleichen Station wie Lena rumschwirrten. Und die ließen immer mal wieder das Essen Revue passieren, kotzten oder provozierten Dünnschiss. Aber niemand lässt sich gerne mit Erbrochenem bekleckern, so ist das nun mal.

Lena lernte in der Zeit des geschlossenen und etwas später dem offenen Psychiatrieaufenthalt einen Haufen wichtiges Zeugs. Es wurden ihr Wege aufgezeigt, wie ihr Leben fortan gestaltet werden könnte. Viel Hilfe wurde geboten und es wurde ein Plan ausgearbeitet, der auch auf lange Sicht hinaus zur richtigen, oder zumindest geeignetsten, Behandlung und Medikation dienen sollte. Nie wurde komplett über sie hinweg bestimmt und sie musste auch einiges von sich einbringen, um den Willen zum Fortschritt und zur Lebensbejahung unter Beweis zu stellen. Und Lena wollte ja auch, sie versuchte, es allen Angehörigen und Freunden zu erklären, die peinlich berührt in der Halle, mit dem cleanen mintgrünen Linoleumboden standen und auf ihre eigenen Füße schauten, aus Angst, unangebrachte Blicke auf anderen Patienten ruhen zu lassen. Sie sagte es ihren Leuten immer wieder, in allen Klangfarben, die sie in ihrer Stimmenpallette zu mischen vermochte: «Ich wollte nicht tot sein, aber so wollte ich einfach auch nicht mehr leben!»

Es war schwierig, kamen Mutter und Vater zu Besuch, standen die Vorwürfe beider Seiten im Raum, bedeckt manchmal von der Freude des Wiedersehens, aber dennoch nicht vollständig im Verborgenen.

Warum habt ihr eure Elternpflichten vernachlässigt und mir schon als kleines Mädchen Verantwortung für euren Gemütszustand aufgetragen, wieso waren die Rollen so vertauscht, ich wollte nie die Mutter meiner Mutter sein ...

Und im Gegenzug die Frage, wieso Lena sich nach dem Tod von Reto selber verletzte und damit die ständige Angst um den Verlust eines weiteren Kindes geschürt hatte. Bei manchen Treffen flogen ganz schön die Fetzen, ein wildes Hin und Her, teils in begleiteter Form unter den Augen der psychologiegeschulten Gesprächsleiter, aber dann und wann auch ohne Aufsicht beim Pfefferminztee in der Anstaltscafeteria. Vieles wurde in unkonventioneller Form vorgetragen, Emotionen kochten bis zur Verschmutzung der Herdplatte über die Pfanne hinaus. Aber das musste wohl alles sein. Um die Symptome in Griff zu bekommen, musste zunächst die Ursachen gefunden und geklärt werden. Und eben jene setzten sich aus all den kleinen und größeren Traumata der Kindheit zusammen, gepaart mit einem leicht erhitzbaren Gemüt und der Unfähigkeit, Einflüsse von außen gefiltert aufzunehmen. Die Gespräche halfen, befreiten sicher und ließen Speicherraum zum Runterfahren des Systems Lena und Aufsetzen des Updates Lena 2.0.

Neben dem vielen notwendigen Reden war auch Alltagstraining Teil der Behandlung, Wiederintegration in die Gesellschaft. Man musste gemeinsam einkaufen gehen, kochen und sich in die Gruppen einfügen. Das Gefühl, allen, inklusive sich selbst gegenüber fremd zu sein, war trotz intensiver Bemühungen der Fachpersonen noch immer in Lena vorhanden. Es würde Jahre dauern, es zu dämpfen, und vielleicht würde es nie ganz verschwinden. Es war ganz einfach so, dass sie sich immer abhob, äußerlich manchmal und innerlich oft. Schwarze Gedankenwelten von Schusswaffen, Verletzungen, Blut und Wut beherrschten nicht selten ihren kompletten Tagesrhythmus, sie liefen einfach immer nebenbei her, ein Stummfilm. Aber in Technicolor! Und wie, Special Effects, ganz große Horrorfilmkunst. Und mit diesen Bildern im Hintergrund schaffte es Lena nie, sich unter den Menschen ganz wohlzufühlen. Sie betrachtete diese Außenposition nicht unbedingt wertend, sie empfand sich nicht als besser oder schlechter als die anderen. Aber sie musste zugeben, sie dachte oft, etwas begriffen zu haben, was sich all den anderen später oder gar nicht offenbaren würde. Sie hatte das Gefüge durchschaut, sie wusste Dinge, oder vielmehr fühlte sie diese eher, als sie bewusst als Tatsache benennen zu können. Und dieses Wissen oder Fühlen um etwas mehr in der Welt machte sie einsam und traurig und kalt. Die Angst quälte Lena; was, wenn all die Maßnahmen nicht halfen, wenn der Schmerz und die unendliche Leere nie erträglicher wurden? Was, wenn Lena wieder in den Strudel von Depression, Hass und Bedeutungslosigkeit gezogen würde?

Das Wasser, auf dem sie schipperte, war keinesfalls ruhig, die meterhohen Wellen waren momentan zwar etwas schwächer, aber trotzdem immer noch rau und unberechenbar. Klar, sie hatte nun viele Adressen, Anlaufstellen und Orte, die sie vierundzwanzig Stunden am Tag und in einer Krise würde aufsuchen können. Sie hatte jegliche Hilfe, die die moderne Welt der Psychiatrie bieten konnte, und ihr wurde beigebracht, wie in schlimmen Situationen zu reagieren war. Aber die Angst blieb.

Sie schaute sich um, sah eine Gruppe junger Mädchen. Alle hatten schwarze enge Hosen mit Löchern in der Kniegegend, alle trugen ihre langen Haare offen und hatten modische Turnschuhe an, die Knöchel lagen frei und zeigten leicht gerötetes Fleisch. Es war eigentlich zu kalt für freie Knöchel. Alle fünf sahen gleich aus, Einheitsbrei, fad und grau. Auf der anderen Straßenseite ging ein Pärchen Arm in Arm an den Schaufenstern vorbei, die zwei lachten zusammen, waren sehr vertraut und zärtlich. Kleine Gesten, sich gegenseitig Haarsträhnen aus dem Gesicht streichen, die Hand in der Manteltasche des anderen wärmen und solche Sachen eben. Lena fühlte sich ausgeschlossen, immer und überall. Und sie hasste sich für ihren unangebrachten Neid. Aber dann dachte sie daran, wie sie weiterkommen wollte, an ihre treuen Freunde und daran, dass sie nicht die Erste mit einer Störung war, die irgendwie die Kurve kriegen und einigermaßen zufrieden werden würde.

Nach einiger Stabilisation sprachen sie in der Einzel-Therapiestunde über Reto. Lena hatte aus Eigenschutz ihr Telefon abgegeben und seit Therapieantritt weder zu Cedric noch zu Reto oder Joe Kontakt aufgenommen. Sie konnte stolz auf sich sein ... so sagten die Außenstehenden. Jetzt erzählte sie die Geschichte des mysteriösen Fremden, der anscheinend imstande war, ganz und gar in Lena hineinzusehen, der oft in ihren dunkelsten Stunden die richtigen Worte fand. Die RICHTIGEN Worte, nicht nur dem Sinn entsprechend, sondern den exakten Wortlaut, den Lena sich von einem Mann erträumte. Sie legte die ganze Geschichte offen dar, vom seltsamen Auftauchen dieses Retos bis zum geplanten Treffen, von welchem sie sich mindestens ein neues Universum erhofft hatte. Vom Nichtauftauchen des Herzblattes, zur Panik vor dem Verlassen- und Alleingelassen-Werden, sie sprach von der Verzweiflung und vom Entschluss, nicht mehr so weiter leben zu können und zu wollen.

«Bis heute weiß ich nicht, wer dieser Reto ist, ich habe absolut keine Ahnung.»

Die Therapeutin legte den Kopf schief und schaute Lena lange an: «Hmm, das ist wirklich eine eindrückliche und etwas gespensterhafte Geschichte. Ein Mann, der plötzlich in Ihr Leben eincheckt, mit Pauken und Trompeten, und Sie dann im schlimmsten Moment allein lässt. Haben Sie seit der verheerenden Nacht noch einmal etwas von diesem Herrn vernommen? Kontaktiert er Sie noch? Wissen Sie, es ist traurig, aber wahr, dass es Menschen gibt, die andere absichtlich an den Rand des Abgrundes bringen. Weil sie selbst psychische Probleme haben und so Macht und Kontrolle ausüben können. Es ist, etwas unprofessionell ausgedrückt, eine Art Spiel für manche Menschen, andere zu manipulieren und an die Grenze der Verzweiflung zu bringen, narzisstisch veranlagte Menschen tun solche Dinge oft sogar unbewusst. Aber das ist nur eine Vermutung, die Beweggründe dieses Menschen kann ich nur erahnen und ich möchte keine Verschwörungstheorien aufstellen. Wir haben in der Praxis und in der Klinik mit solchen Menschen leider bereits zu tun gehabt, und oft erfüllt dieses Verhalten sogar einen Straftatbestand. Jemanden, von dem man weiß, dass er psychisch sehr labil, ist in eine selbstgefährdende Situation zu bringen und dann im Regen stehen zu lassen, kann man als unterlassene Hilfeleistung auslegen.»

«O.k., Sie glauben irgend so ein Typ weiß, dass ich etwas instabil bin, und nutzt dies, um sich daran zu ergötzen?»

«Ja exakt, wir haben hier auf der Station schon Patienten gehabt, die Ähnliches wie Sie erlebt haben. Meist waren sie im Internet in

Foren oder Chats zum Thema Borderline, Magersucht, Suizidgedanken und dergleichen unterwegs und wurden dann von einem vermeintlichen Gleichgesinnten angeschrieben. Der Chatpartner gab sich als Leidensgenosse aus oder teils auch als starke Helferperson. Am Schluss kam es aber dann zu analogen Situationen wie bei Ihnen. Spontaner Kontraktbruch, Versetzen beim ersten Treffen oder sogar das Versprechen, sich selbst das Leben zu nehmen, sofern das Gegenüber sich auch darauf einlassen würde. Quasi ein virtuelles Romeo und Julia-Doppelsterben, inszeniert von einem völligen Unbekannten. In Ihrem Fall haben wir aber eine Telefonnummer, das ist einfacher zurückzuverfolgen als ein Pseudonym im großen Netz.»

«Mein Gott, diese Welt bringt echt einige unglückliche und gestörte Individuen zustande. Es macht mich traurig, ich habe diesem Reto vertraut, er schien mich zu kennen und zu wissen, was ich brauche. Er war ja für mich da, wenn ich mich sonst keinem anvertrauen konnte.»

«Das ist eine sehr perfide Vorgehensweise, noch wissen wir aber nicht, ob Sie wirklich mit so jemanden zu tun gehabt haben. Es kann auch ein Freund sein, dem Ihre Situation dann doch zu schwierig wurde. So oder so: Ich würde gerne mit einem Kollegen bei der Polizei zusammen diesen Reto ausfindig machen, resp. die Nummer prüfen. Denken Sie, Sie könnten sich damit einverstanden erklären? Dann bitte ich Sie nun um die Telefonnummer dieses Herrn Reto.»

«O.k., hier. Ich schreib Sie ihnen auf. Shit, Sie denken wirklich, da wollte mich so ein krankes Schwein absichtlich in die Scheiße reiten? Dann hoffe ich, Sie finden den Saukerl. Werden Sie mich darüber informieren?»

«Soweit ich darf und kann ... ja. Auf jeden Fall gebe ich diese Nummer an die Polizei weiter.»

Es war die letzte Sitzung des Tages, morgen stand nur noch das Entlassungsgespräch auf dem Programm, dann dürfte Lena nach Hause. Bald würde sie wieder 50 % mit Arbeiten beginnen, aber wöchentlich zur Therapie gehen und brav die Medikamente gegen ihr Stimmungstief nehmen. Wer würde dieser Reto sein?

Mit dieser Frage im Kopf und dem nötigen Rüstzeug zur Wiedereingliederung verließ Lena die Klinik.

Sie ging aber nicht nur mit guten Wünschen und Medikamenten im Gepäck. Zum ersten Mal überhaupt hatte sie Liebe dabei, als sie durch die Milchglastür des Klinikums schritt und sich in Richtung Bushaltestelle aufmachte.

Liebe, ja, richtige, saubere und erwiderte Liebe. Wer hätte das gedacht, in den wunden Stunden von Lenas Aufenthalt fand ein Mann den Weg in ihr Leben. Er hieß Claudio, war Mitpatient auf der Borderlinestation gewesen und hatte die schönsten eisblauen Augen, die man sich vorstellen konnte. Seine Stimme war sanft und tief und hüllte einen behutsam ein; analog der erhaltenen Xanax® und Temesta®, die in Lenas nigelnagelneuer Pillendose klimperten. Nach einer Gruppensitzung waren sie ins Gespräch gekommen, rauchten zusammen eine Zigarette im Patio neben der Cafeteria und erzählten sich gegenseitig ihre steinigen Lebenswege. In den folgenden Tagen fand Claudios Wesen immer mehr Platz in Lenas Kopf und Herz, und ihr Körper fand den Weg in Claudios weiß-bezogenes Klinikbett. Fortan waren sie unzertrennlich, endlich hatte Lena jemanden an der Seite, der ihre verworrenen Gedanken und Gefühle nachvollziehen konnte, jemand, der ebenso in höchste euphorische Zustände zerknallte wie in tief trostlosem Treibsand entschwand. Gleichzeitig gab Claudio ihr aber Halt und Stärke, und auch Lena merkte, dass sie in der Lage war, ihn zu unterstützen. Sie fühlte sich gebraucht, trotzdem versuchte sie, ihre

Bedürfnisse im Auge zu behalten, wie sie es in der Therapie gelernt hatte. Die Gefahr, sich für Claudio wieder völlig aufzugeben, alles für ihn zu tun, war nicht unerheblich.

Die zartwachsende Beziehung stieß zwar bei den Ärzten auf wenig Gegenliebe, es fielen Ausdrücke wie Co-Abhängigkeitsrisiko, therapieschädigend, Energieentzug oder den Fokus aus den Augen verlieren. Der Fokus, das Ziel waren in diesem Fall Lenas Genesung und Stabilisierung. Natürlich konnte sie die Beanstandungen verstehen, sie spürte ja selbst auch, wie sie etwas an Bodenhaftung verlor und einige Zentimeter über dem Boden schwebte, wenn es um Claudio ging. Aber er tat ihr gut. Er hatte selbst einiges durchlebt, war sehr destruktiv gewesen und hatte Selbstmordversuche hinter sich, die nicht an Kreativität entbehrten. Er hatte sich aus dem vierten Stock eines Hauses gestürzt, Spülmittel getrunken, Pillen geschluckt und sich immer mal wieder eine geladene Waffe an die Schläfe gehalten ... ohne jedoch jemals den Abzug zu betätigen. Lena bewunderte ihn, er war kühn, mysteriös, schön und kaputt. Mithilfe der Gruppensitzungen würde die Beziehung die Chance erhalten, die ihr in Lenas Augen zustand! Verdammt noch mal, sie war glücklich verliebt, ihr Lebenshunger war seit Jahren nicht mehr so riesengroß gewesen wie jetzt, wenn überhaupt jemals. Sie wollte leben, genießen, spüren, frohlocken, Bäume umarmen und seinen Namen von Berggipfeln rufen bis die Stimmbänder rissen. Sie konnte nicht umhin, die ganze Zeit verklärt zu lächeln, ihre Stimme kroch Oktaven höher, erzählte sie von ihrem Claudio, sie gaben sich Kosenamen und wollten sich rund um die Uhr berühren. Es war, als hätten Lena und Claudio nur gelebt, um sich zu finden, um sich in die Augen zu blinzeln, zu grinsen und zu sagen: «Hei, na endlich bist du da! Dann können wir ja jetzt anfangen zu leben.»

Der Moment des Abschieds war grauenhaft gewesen, Lena wurde in die Freiheit entlassen, Claudios Heilungsweg wurde in der Klinik fortgesetzt. Er war noch nicht bereit, in die Gesellschaft zurückzukehren, aber Lena versprach, ihn so oft wie möglich zu besuchen, auf ihn zu warten. Und alle Schandmäuler, die ein jähes Ende der Zweisamkeit prophezeiten, sobald Lena und Claudio nicht mehr in derselben Klinik den strikt programmierten Abläufen unterliegen würden, wurden eines Besseren belehrt. Mithilfe von WhatsApp, Telefongesprächen, E-Mail und den erwähnten Besuchen blieb die Verbindung bestehen. Nach ersten Einwänden stellten sich auch die Ärzte und das Betreuungspersonal auf diese Liebe ein und versuchten Lena und Claudio das Rüstzeug für eine gesunde Paarbeziehung mitzugeben. Sie wollten wirklich beide, dass es funktioniert; sie liebten sich sehr. Sie waren beide nicht so naiv zu glauben, dass es einfach werden würde; bei ihren Krankheitsvorgeschichten. Aber sie waren bereit, füreinander neue, weniger selbstschädigende Wege einzuschlagen.

Das Telefon weckte Lena aus ihrem Schläfchen. Sie war gerade dabei gewesen, sich die neue Serie auf Netflix reinzuziehen, als ihr die Augen zugefallen waren und sie in einen angenehmen Halbschlaf abgedriftet war. Im ersten Moment dachte sie sofort, es müsste sich beim Anrufer um Claudio handeln.

Die zwei Monate nach der *Freilassung* aus der Berner Uni-Psychiatrie waren eigentlich ziemlich gut verlaufen. Sie war wieder zur Arbeit gegangen und von ihren Kollegen zwar etwas schüchtern, aber sehr liebevoll begrüßt worden.

Ihr Chef hatte sie sogar ganz kurz umarmt und gemurmelt: «Lena, was machst du denn für Sachen!»

Die meisten scherzten verlegen und versicherten Lena, dass der Betrieb ohne sie nicht laufen würde und sie allen gefehlt habe. Die vorsichtige Anteilnahme, ihrer sonst eher rüpelhaften Arbeitskollegen rührte sie. Und umso mehr fand sie die Motivation, möglichst gut und schnell zu ihrer alten Arbeitsform aufzulaufen. Die Zeit im Büro, die ihr früher bleischwer auf den Schultern gelastet war, gab ihr nun Halt, und sie war froh über die fixen Strukturen in ihrem Betrieb.

Auch ging sie zum ersten Mal seit ihres großen Absturzes wieder mit Meli und den anderen aus. In der Bar, welche sie gemeinsam an einem Samstagabend besuchten, wurde viel und ehrlich diskutiert. Alle schienen Lena integrieren zu wollen. Meli nahm ihr zwar immer noch übel, dass sie, anstatt sich bei ihr zu melden, sich mit einem Schnitt in die Pulsadern hatte aus dem Staub machen wollen. Aber sie gab ihr Bestes, Lena nicht unter Druck zu setzen oder zu verurteilen. Es würde dennoch einige Zeit benötigen, das gegenseitige Verhältnis wieder ins rechte Lot zu bringen. Lena sah ein, dass Meli ein Anrecht auf ihre Enttäuschung hatte, und ließ der Freundin alle Zeit, die sie brauchte. An diesem ersten, gemeinsamen Abend trank Meli wie üblich Gin, Lena hingegen verzichtete wegen der Antidepressiva auf Alkohol und trank sich durch die Sirupkarte des Hipster-Lokals. Flirts waren nicht angebracht, zumal Meli nun fest mit Sven zusammen war und Lena mit Claudio – ohnehin merkte sie, dass ihr Bedarf an unzuverlässigen Peter Pan-Bettknaben wohl für immer gedeckt war. Dennoch wurde getanzt, alles in allem waren es kleine Schritte in zurück zur Normalität. Kleine Schritte, aber immerhin in die richtige Richtung, nämlich nach vorne, statt wie früher mit der Spirale nach unten. Um Mitternacht setzte sich Lena zufrieden in den letzten Zug nach Hause. Es war o.k. gewesen, ein steigerungsfähiger Abend mit süßem Nachgeschmack und der kleinlauten Lust nach mehr.

Lena musste, wie ein Kleinkind, viele Dinge neu lernen. Auf sich selbst zu achten, die eigenen Bedürfnisse zu erkennen und erfüllen. Stress und Trauer auszuhalten, statt mit körperlichem Schmerz zu überpinseln. Der Skills-Koffer half dabei. Die Skills waren Alternativen zur Verletzung, in der Klinik hatte Lena gelernt, womit sie sich bei innerer Unruhe und Anspannung Erleichterung verschaffen konnte, ohne ein Messer oder eine Schere zu verwenden. Erlaubt war vieles: Hörbücher, Zahlenrätsel, scharfe Bonbons, Gummibänder ans Handgelenk flutschen lassen, Reiseführer, Knetmasse, ein Igel-Massageball, Murmeln in den Schuhen, Eiswürfel oder Eis-Spray, es gab hundert Varianten und Ideen. Eigentlich eine sehr kreative Form, mit einer unglaublich ungesunden Sucht umzugehen. Und Lena machte sich einen Spaß daraus herauszufinden, was ihr würde helfen können, wenn ihr Inneres überhandnahm. Auch wenn die Substitute leider oft einem süßen Apfel gegen den Hunger auf Schokolade entsprachen: Es war einfach nicht dasselbe, nicht ganz so effektiv, nicht ganz so schockierend. Dafür aber förderlich für ein glückliches Leben oder zumindest glücklicheres Leben.

Die allwöchentlichen Sitzungen der ambulanten Psychotherapie waren weiterhin notwendig. Die Fort- und/oder Rückschritte wurden besprochen. Lena genoss die Plattform, sich die wöchentlichen Down-Lights von der Seele reden zu dürfen, sie aalte sich in der Pflege, die sie erhielt und die so viel Trost spendete. Sie wurde ernst genommen. Und Claudio war ihr bei alldem ebenso eine Stütze, wie sie für ihn.

Und dann erhielt sie diesen Telefonanruf, inmitten in des beschriebenen Netflix-Schlafes.

«Guten Tag, Frau Hoffmann, hier spricht Frau Reinhart.»

Lena hatte die Nummer ihrer Therapeutin seit des letzten Schnipp-Schnapp-Vorfalls unter der Kurzwahl 222 gespeichert und wusste schon, als sie den Anruf entgegennahm, wer am anderen Ende sprechen würde.

«Hallo, Frau Reinhart. Wie geht es Ihnen? Wie kann ich Ihnen helfen?»

«Ja, Frau Hoffmann, wie geht es Ihnen? Könnten Sie vielleicht morgen kurz bei mir in der Praxis vorbeischauen? Die Identität dieses Retos ist anscheinend geklärt, und ich würde Ihnen die diesbezüglichen Informationen gerne persönlich mitteilen.»

«Oh, diesen Menschen habe ich in den letzten Wochen verdrängt, Sie versetzen mir da grad einen Schlag in die Magengrube. Ich kann morgen nach der Arbeit um 18:00 Uhr bei Ihnen sein, wenn das in Ordnung ist? Sie machen mich neugierig ... können Sie mir schon etwas vorab berichten?»

«Lieber nicht, Frau Hoffmann, ich denke wirklich, wir sollten diese Informationen im geschützten Rahmen zusammen besprechen. Aber machen Sie sich keine Sorgen, es wird alles gut. Haben Sie keine Angst und versprechen Sie mir, wenn Sie heute Abend nervös werden sollten, wenden Sie Ihre Skills zum Lösen der Unruhen an. Keine Verletzungen!»

«Ich verspreche es, bis bald.»

Seltsam, Frau Reinhart hatte selbst ein wenig verstört geklungen oder war das jetzt nur Einbildung? Keine Angst, hatte sie gesagt. Aber irgendwie hatte ein seltsames, fast furchtsames Vibrieren in der Stimme der Therapeutin mitgeschwungen. An Arbeit war denn am folgenden Tag nicht mehr zu denken, das Kopfkino spielte Thriller und Krimis in Endlosfolgen. Lena zählte die Minuten, bis sie um halb fünf ihren Computer hinunter fuhr. Seit ihrem Klinikaufenthalt stellte niemand Fragen, wenn Lena verfrüht in den Feierabend entschwand, man fasste sie immer noch gut gemeint mit zarten Samthandschuhen an.

Auf dem Weg zur Praxis von Frau Reinhart steckte Lena ihre Nase in die abendliche Gratiszeitung und die spannenden Biografie von Rudolf Höß und drehte dabei die Musik, die aus ihrem iPod in ihre Ohrmuschel waberte, voll auf. Aber die schmerzhafte Nervosität in ihrem Magen blieb, ein Kribbeln hatte ihre Gliedmaßen eingenommen und es fühlte sich an, als ob sie bei ihren Atemzügen nicht genügend Sauerstoff in ihren Körper bekommen konnte. Das Herz beschleunigte, und in all den verängstigten Empfindungen fühlte sie die altbekannte Vorfreude. Freude darauf, sich durch ein Ereignis lebendig zu fühlen, sich zu spüren, existent zu werden. Einen Moment lang war Lena versucht Claudio einzuweihen, ihm zu schreiben, dass das Geheimnis um Reto gelöst werden würde. Aber Claudio reagierte oft unsicher, wütend und eifersüchtig, wenn es um Lenas Ex-Lover ging. Daher entscheid sich Lena dafür, dieses letzte bedenkliche Stück ihres alten Ichs allein anzugehen, so wie sie es damals immer gemacht hatte. Lena gegen den Rest der Welt, insbesondere gegen sich selbst. Wer immer dieser Reto war, er ließ Lena gerade vollständig erwachen – Gott, fühlte sich diese Aufregung gut an.

Vom Bahnhof zur Praxis führte der Weg durch die Einkaufspassage der Berner Innenstadt, meist schlenderte Lena auf dem Weg zu ihren Sitzungen gemütlich an den Schaufenstern vorbei und ließ ihren Gedanken freien Lauf. Heute aber drängte sie sich ungeduldig durch die Passanten und rempelte dabei sogar den einen oder anderen aggressiv an. In der Praxis angekommen brannten ihre Lungen, die Augen waren aufgerissen und die Unruhe in ihrem Inneren schien kurz vor einer radioaktiven Kernschmelze. Sobald sie die Haupteingangstür hinter sich zugezogen hatte, öffnete Frau Reinhart die Tür zum Sitzungszimmer.

«Guten Abend, Frau Hoffmann, bitte treten Sie ein und nehmen Sie Platz.»

Lena folgte den Anweisungen und ließ sich in den schwarzen Lederstuhl gegenüber dem Schreibtischsessel ihrer Therapeutin fallen. Diese glitt mit einem kaum hörbaren Seufzer in eben jenen Sessel, sie faltete ihre Hände auf dem Glastisch, der wie eine absichtliche Grenze zwischen den beiden Raum stand.

«Frau Hoffmann: Wir haben Sie in der Klinik gemäß Ihrer Diagnose behandelt, Borderline-Persönlichkeitsstörung mit Depressionen, selbstverletzendem Verhalten, Essstörungen und einigen neurotischen Zwängen. Ich denke, wir sind da auf gutem Kurs, um Ihr Leben und Ihre Erkrankung gleichermaßen in den Griff zu bekommen. In den letzten Wochen sind Sie sogar eine neue Beziehung zu einem Mann eingegangen. Ich weiß wie schwierig Ihr Verhältnis zu Männern ist, insbesondere nach den Vorfällen vor dem Suizidversuch. Umso schöner ist es, zu sehen, wie gut Ihnen diese neue Beziehung tut. Wir haben schon über Claudio gesprochen, auch er leidet unter einigen vergangenen Geschehnissen, daher wird es sicherlich nicht nur einfach. Gerne begleite ich Sie aber auch fachlich bei dieser Beziehung, wenn sie dies wünschen.»

Lena betrachtete ihre Psychologin, scannte ihre Kleidung, die fahrigen Bewegungen, ihre nervöse Art sich auf die kommende Mitteilung vorzubereiten.

«Nun aber zu Reto. Sie haben in den Sitzungen immer offen und ehrlich mitgemacht, daher denke ich, dass wir auch mit diesem neuen Aspekt fertig werden können. Frau Hoffmann, Sie sollten wissen, dass wir Sie jederzeit wieder für einen stationären Aufenthalt in der Klinik anmelden können. Die Informationen zu diesem Reto werden Sie vielleicht verstören und einen kleinen Rückfall provozieren. Darum möchte ich Sie im Vorfeld darüber aufklären, dass Sie heute Abend nicht allein sein sollten. Sie können die Nacht in einer betreuten Station im KIZ verbringen oder aber in einem der Notfallbetten der Klinik.»

Die Angst kroch Lena von der Fußsohle hinauf in den Nacken und verharrte dort. Dieser Reto musste ein gefährlicher Typ sein, wenn Frau Reinhart ihr empfahl, die Nacht in guter Gesellschaft zu verbringen.

«Frau Reinhart, ich fühle mich viel stärker und gefestigter als vor einigen Wochen, ich habe Claudio, der mich so glücklich macht, und ich denke, ich kann mit der Identität dieses Retos umgehen – ansonsten frage ich eine Freundin, damit ich bei ihr übernachten kann. Oder müssen wir die Polizei beiziehen, benötige ich

Personenschutz? Wer ist es, bitte sagen Sie mir, wer mir die ganze Zeit über so intensiv geschrieben hat, wer so gut über mich Bescheid wusste und mich sitzen ließ in der größten Not! Ich will diesen Saukerl kennenlernen!»

«Frau Hoffmann, die Polizei hat mir netterweise sehr geholfen, obwohl wir hier etwas im Graubereich der Ermittlungen liegen. Denn es lag ja keine Anzeige oder dergleichen vor, nur eine Vermutung, dass da ein Mann ein böses Spiel treibt. Daher konnten wir natürlich nur begrenzt agieren. Aber die Polizisten haben geklärt, von wem die Anrufe und Nachrichten jeweils getätigt wurden, respektive welche Antennen in der Nähe waren, und sie haben auch die Nummer dieses Retos zurückverfolgt und herausgefunden, wer den Vertrag, das Handy-Abo gelöst hat. Sie konnten feststellen, von wem das Telefon in der Berner Filiale der Swisscom gekauft wurde und an welche Adresse die Rechnung geschickt wurde. Im Normalfall dürfte ich Ihnen die Information des Käufers nicht herausgeben, aus Personenschutz resp. es wäre unrecht, Ihnen einfach zu sagen, wer Ihnen die Nachrichten getippt hat. Aber hier liegt der Fall doch ein wenig anders. Frau Hoffmann ... die Person hinter dem Reto-Pseudonym, das waren Sie.»

Lass uns spielen

Es dauerte einige Momente bis die Information in Lenas Hirn Platz genommen, die Beine hochgelegt und sich einigermaßen bequem eingerichtet hatte.

«Was? Wollen Sie damit sagen, ich habe mir alle diese Nachrichten selbst geschickt, mit mir selbst geflirtet und mich am Ende auch noch selbst versetzt? Aber Frau Reinhart, das müsste ich doch wissen! Das kann nicht sein, daran müsste ich mich doch erinnern!!»

«Bitte beruhigen Sie sich Frau Hoffmann, ich weiß, diese Mitteilung ist sehr schwer zu verarbeiten. Deswegen habe ich Ihnen ja auch bereits vorgeschlagen, den Abend direkt nach unserer Sitzung nicht allein zu Hause, sondern in der Klinik zu verbringen. Natürlich können wir noch nicht 100 % sicher sein, dass Sie selbst hinter den SMS und WhatsApp stecken, aber die Nummer, die Sie uns angegeben haben, wurde immer in der Nähe Ihres eigenen Telefons geortet, übrigens auch heute. Ich habe zusammen mit dem Herrn von der Polizei den ganzen Tag die beiden Nummern verfolgen lassen, also nur die Standorte, keine Telefone abgehört oder sonst irgendwelche illegalen Kriminalgeschichten. Ich bitte Sie deshalb nun, in Ihrer Tasche nachzuschauen, ob da ein zweites Telefon zu finden ist. Auch wenn ich weiß, dass Sie sich jetzt angegriffen fühlen und wahrscheinlich auch wütend sind, verstört und ängstlich. Ich werde Sie nicht im Stich lassen. In Ordnung? Also, dann suchen Sie doch mal in Ihrer Tasche. Oder ... soll ich?»

«Nein, das tue ich selbst, obwohl ich nichts finden werde. Das ist doch absurd, ich komme mir vor wie in einem schlechten Film. Ich glaube, Sie spielen sich hier zum Detektiv auf. Ist das überhaupt erlaubt, mich zu überwachen und zu verfolgen? Bestimmt nicht, ich könnte Sie anzeigen! Aber bitte. Hier mein eigenes Telefon, Kaugummi, Taschentücher, ein Buch, mein iPod, die Plastikdose meines Mittagessens und ... oh mein Gott!»

Lenas Hand fasste nach einem ziemlich neu aussehenden iPhone 6, welches sie nie zuvor gesehen hatte. Und doch kam es ihr schwach bekannt vor. Kreideweiß im Gesicht und die Lippen zusammengepresst stellte sie das Telefon an und gab auf Anhieb die richtige Zahlenkombi zum Öffnen des Gerätes ein, ihre Finger taten dies ohne aktive Mithilfe des Kopfes, die Bewegung schien irgendwo weit weg in Lenas Inneren abgespeichert. Das Telefon hatte kaum

Akku mehr, aber es reichte, um die letzten WhatsApp zu lesen.

Reto, wo bist du, ich bin hier bei der verabredeten Bank?!

Reto ist dir was passiert, bitte melde dich! Lass mich nicht sitzen. Du hast versprochen mir nie wehzutun.

Reto. BITTE TU DAS NICHT, bitte, bitte nicht!!

Lena wurde übel, das Praxiszimmer glich einem drehbaren Globus, dem man Drall verpasst hatte und dessen Farben sich zum bläulichen Mischmasch zusammenfügten. Ohne Vorwarnung erbrach sich Lena auf den geölten Parkettboden.

Spiel, Satz, Sieg

Es hatte einige Tage gedauert, die Lena einmal mehr in der Klinik verbracht hatte. Dissoziation nannte man das, was Lena getan hatte. In Situationen, in denen ihre Verzweiflung untragbar groß war, hatte sie sich abgespalten und eine Helferfigur gebildet. Sie wurde immer dann zu Reto, wenn sie als Lena nicht mehr weiterwusste. War die Spaltung mal geschehen, passierte es immer wieder, und der Wechsel wurde zunehmend einfacher. Zudem attestierte ihr der behandelnde Arzt schizoide Tendenzen, die die Spaltung unterstützt hatten. Der Schock saß tief, insbesondere wegen des Gefühls, sich selbst betrogen zu haben. Aber die Ärzte waren guten Mutes, sie war halbwegs therapier- und heilbar und man würde sie wieder hinkriegen. Ihr Fall war exemplarisch und erregte beim Fachpersonal einiges an Aufmerksamkeit, wie spannend das Ganze! Die Schachnovelle des aktuellen Jahrhunderts.

Lena ließ die erneuten Ferien in der Klinik über sich ergehen, sie schluckte die verordneten Pillen, redete offen und ehrlich an den Gesprächsterminen. Claudio, der ebenfalls noch immer stationiert war, versuchte Lena bei allem beizustehen, er hielt oft stundenlang ihre Hand und redete beruhigend von ihrer gemeinsamen Zukunft und das alles gut werden würde. Nach drei Wochen wurde Claudio entlassen, nach fünf Wochen wurde sie selbst wieder rausgelassen. Im Gepäck eine ganze Liste von weiteren Gesprächsterminen, Selbsthilfegruppen, Medikamenten und Notfallnummern…

Am Tag der zweiten Entlassung ging Lena nach Hause, ihre Wohnung hatte ihr so sehr gefehlt. Sie schenkte sich entgegen der ärztlichen Empfehlung ein Glas Rotwein ein und ließ sich ein Schaumbad in die Wanne laufen, Lavendelduft, wie beruhigend. Sie zog sich aus und legte sich ins warme Wasser. Sie trank den Wein und versuchte, die einzelnen Geschmacksnoten zu erkennen, Sandelholz, Vanille … währenddessen spielte sie mit dem großen Zeh am Ablaufknopf zum Ablassen des Badewassers. Sie blieb lange in der Wanne liegen. Claudio hatte sich in den letzten zwei Wochen nicht mehr so oft gemeldet, er war draußen, sie war noch drinnen gewesen, der Meldefluss versiegte und Lena spürte, wie auch diese Geschichte ihrer Macht entglitt. Wahrscheinlich hatte er, wie alle Menschen in ihrem Leben, genug von Lenas krankem Dasein gehabt, eigentlich war es wie immer. Lena hatte nie wirklich an Glück geglaubt. Den Gedanken, nicht in die Welt zu passen, konnte sie heute, nach einiger Hilfe von Medizinern und Psychiatern, ertragen, auch das Gefühl allein zu sein und fremd gegenüber ihren Mitmenschen. Wahrscheinlich würde sie sogar über Claudios unrühmlichen Abgang von Lenas Laienschauspielbühne hinwegkommen, einmal mehr, irgendwie. Aber sich selbst so überhaupt nicht mehr trauen zu können, wie sollte sie das verkraften? Sie hatte sich vollkommen selbst verarscht, versetzt, manipuliert. Es war, als gäbe es zwei Lenas, die sich gegenseitig nicht wahrnehmen konnten. Und welche der beiden war ihr denn nun nahe, welcher davon sollte sie glauben? Es würde noch viele anstrengende Sitzungen bei Psychodocs brauchen, um damit klar zu kommen.

Nachdem die letzten Blubberblasen auf der Wasseroberfläche geplatzt waren, der letzte Schluck Wein die Kehle genässt hatte und die Temperatur des Wassers merklich abgekühlt war, nahm Lena die Rasierklinge in die Hand. Es war unspektakulär, ganz ohne Tamtam. Sie drückte die Klinge fest auf den vernarbten Ort auf ihrem Handgelenk und zog das Metall fest und entschlossen durchs Fleisch. Dann wiederholte sie das Ganze auf der anderen Seite. Rubinrote Nässe umhüllte Lena wie eine Schutzschicht. Dann schloss sie die Augen.

Und dieses Mal war es anders, einfacher, es erschien ihr richtig. Sie atmete kurz einige Male hechelnd aus und ließ sich gehen. Endlich.

Epilog

Na, erschöpft? Ich auch, es war ein anstrengender Wettkampf. Wer gewonnen hat? Spielt keine Rolle, wir sind schließlich beide am Ende des Laufs, hüpfend und mit zum Triumph erhobenen Armen ins Ziel gerannt – oder etwa nicht?!

Lena ist tot, das tut mir ehrlich leid. Ich mochte Lena, wir haben uns während des Schreibprozesses doch sehr angefreundet, und ich fühlte mich wohl mit ihr. Aber aus egoistischen Motiven wollte ich sie dahinscheiden lassen, und ich musste den Abgang lustvoll und detailliert auskosten. Zum einen, um den dramaturgischen Bogen abzuschließen, zum anderen um Sie, liebe Leser, etwas zu verstören und Sie auch ein klein wenig in die Dunkelheit fallen zu lassen. Nicht um Sie zu ärgern, sondern damit die Geschichte bei Ihnen vielleicht länger haften bleibt und durch den Schrecken am Ende Folgegedanken auslöst, Sie etwas an mich bindet. Denn wissen Sie, ich möchte auch Sie nach dieser intensiven Zeit nicht einfach so gehen lassen. Wir haben zusammen geschwitzt und gekämpft, nun mag ich Sie zu sehr, als dass ich mich so abrupt verabschieden möchte.

Sie mit diesem unschönen Nicht-Happy End sitzen zu lassen ist außerdem ein so klassischer, manipulativer Borderline-Move, dass ich ihn mir als abschließende Spitze nicht verkneifen konnte. Lena musste auch aus einem anderen Grund verabschiedet werden. Suizidgedanken, manchmal romantisiert vor dem inneren Auge, mit Blumen und weinenden Angehörigen am offenen Grab, manchmal erschreckend konstruktiv geplant, manchmal neblig, unklar und eher als Gefühl denn als konkreter Gedanke fassbar. Solche Gedanken laufen bei vielen Menschen mit psychischen Problemen mit. Übrigens auch bei anderen *gesunden* Mitmenschen, gerade zum Beispiel in Phasen von Liebeskummer. Täglich, inmitten von guten Freunden, in liebevollen Beziehungen, im Arbeitsalltag, in einsamen Nächten. Es kann triggern, solchen Fantasien Raum wie in dieser Geschichte zuzugestehen, oder aber es kann wohltuend befreiend sein, diese finsteren Tagtraumgesellen niederzuschreiben. Die Entscheidung über das Leben ist jedem frei. Hilfe wird aber allen geboten, jenen, die den Mut und die Kraft aufbringen, danach zu fragen, aber auch jenen, deren Hilfeschrei stumm durch die Narben und Tränen nach außen dringen. Borderline ist ein Fluch, aber eben auch ein Segen, man kann damit leben lernen, auch wenn der Weg zur Akzeptanz von vielen Stachelbeeren gesäumt ist. Ich danke Ihnen, dass Sie Lena begleitet haben.

Wer an Grenzen wandelt, dem steht die Unendlichkeit offen.

Danksagung

Welch wunderbares Privileg, Menschen in meinem Leben zu wissen, die ich unter Danksagung erwähnen darf. Zu Beginn schaue ich mit Demut und unsagbarer Liebe zu meinen Eltern. Meine Mama und mein Papa, die sich neben der eigenen wilden Kämpfe bemühen, meine Deckung zu wahren und die entgegen allen Schwierigkeiten immer versuchen Liebe zu geben, mit Verständnis im Blick und weit geöffnetem Herzen.

Mein Vertrauter, Pete – Stephan Steel, der wie niemand sonst in meinen Kopf blicken kann und ohne Worte versteht, welche düstere Wolke mein Gemüt manchmal trübt. Dir, Pete gilt ein besonderer Dank, du hast mir die Tür zu deiner Welt geöffnet und mir erlaubt, dich auch in meine einzuladen, zusammen klagen wir uns gegenseitig unser Weh und lachen uns Sekunden später den Bauch wund.

Ich danke meinen Freunden, Michelle, Alessa, Sarah, Seline, Stefanie, Manuela, Anja, Selina, Angela, Michael. Ihr habt meinen Arm versorgt und verbunden, meine Tränen getrocknet und meine ewig wiederkehrenden Ängste zerschlagen. Für eure Gespräche, euren Humor, eure Umarmung, eure Geduld, eure Zeit und vor allem dafür, dass ihr euch selbst dabei treu bleibt und mir Paroli bietet, wenn es nötig wird, dafür bin ich unendlich dankbar.

Alexis, du hast mir unbewusst gezeigt, dass es möglich ist, sich über Hindernisse und Vergangenes hinweg zu mögen und zu respektieren. Gemeinsam zu lachen, zu fluchen, zu leben und zu genießen (und ich spucke bei dieser Aussage etwas Kitsch auf den Boden…).

Ich danke auch den Männern, die mir als Vorlage für einige Protagonisten im Buch dienten. Die in mir Kummer, Herzrasen, Wut und Hoffnung, zwischenmenschliche Berg- und Talfahrten, Aufregung und Rachegelüste ausgelöst haben und mir so trotz des ganzen Schmerzes auch das Gefühl von Leben vermittelt haben.

Ich danke Frau Frey-Koch, für ihre fachliche Unterstützung, ihr versöhnliches, in meinen Augen perfektes Nachwort und ihre wichtige und tolle Arbeit mit mir und allen anderen, die etwas Hilfe benötigen, um den Alltag zu meistern.

Und zum Schluss danke ich dir, Andreas – Schwabi Schwarz, dafür, dass du der beste große Bruder warst, den man sich vorstellen kann. Ich liebe dich.

Nachwort der Therapeutin

Schreiben über Konflikte und belastende Themen kann entlastend wirken und sehr hilfreich sein für die Akzeptanz und Verarbeitung von schwierigen Lebenserfahrungen. Deshalb ermuntere ich auch viele Patienten zum Niederschreiben ihrer Erlebnisse und zum Tagebuchschreiben. Einige persönliche Erzählungen hat Frau S. zur Besprechung und Diskussion mit in unsere Therapiesitzungen gebracht, also wusste ich, dass sie eine gute Beobachterin mit einem unterhaltsamen, fesselnden und witzigen Erzählstil ist. Umso mehr habe ich mich gefreut, als ich erfahren habe, dass sie ihre romanhafte Autobiografie geschrieben hat, die nun als Buch veröffentlicht wird, und, welche Ehre, ich darf das Nachwort schreiben!

Das Krankheitsbild der emotional instabilen Persönlichkeitsstörung vom Borderline-Typus hat Frau S. im vorliegenden Buch sehr treffend beschrieben, den einzelnen Anteilen und Mustern gar eigene Kapitel gewidmet, z. B. der inneren Leere, der Wut, der Selbstverletzung (auch Selbstverletzung mit Männerbeziehungen oder Alkohol), der Essstörung, den Zwängen, dem Selbsthass und auch den intensiven Gefühlslagen sowohl zum negativen wie auch zum positiven Pol hin. Das Ausmaß dieser Erkrankung kann in manchen Fällen so schwerwiegend sein, dass, wie bei Lena, der Freitod gewählt wird. Suizidalität ist denn auch ein sehr häufiges Thema in der Therapie von Borderline-Patienten, welche zusammen mit der Selbstverletzung in einem ersten Therapieschritt angegangen wird. Suizidalität ist aber nicht nur bei Borderline-Patienten, sondern überhaupt bei Patienten mit psychischen Krankheiten oder Problemen ein Thema. Dabei berichten praktisch alle Patienten, dass sie nicht einfach nicht mehr leben wollen, sondern dass sie **so** nicht mehr leben wollen (wie sich ja auch Lena im Buch nach ihrem ersten Selbstmordversuch geäußert hat). Dieses **so** bezieht sich auf die Art und Weise, wie das Leben gelebt und gestaltet wird. Das birgt aber auch eine Chance: Wenn ich so nicht mehr leben möchte, könnte ich evtl. etwas an meinem Leben oder der Art und Weise, wie ich lebe, verändern. Ich will damit die Schwierigkeiten, welche eine Veränderung von langjährig eingespielten und vertrauten Lebensmustern und Verhalten mit sich bringen, nicht schönreden. Sich zu verändern ist harte Arbeit und benötigt nicht nur einen starken Willen, sondern auch Mut, Zeit und Geduld. Dennoch ist es wichtig und möglich. Das Leben besteht nicht nur aus Krisen, auch das Leben eines

Patienten mit Borderline-Störung nicht. Wie im Kapitel *Vom Tiefseetaucher zum Gipfelstürmer* schön beschrieben, gibt es da intensive positive Gefühle, Glücksmomente, Momente voller Mut, Abenteuerlust und Lebensfreude.

Viele Patienten sind häufig wenig in der Lage, ihre eigenen Fähigkeiten und Ressourcen, ihre Kreativität und innere Schönheit zu erkennen. So erlebe ich dies denn für mich als Therapeutin als schöne, manchmal auch fast schon Herkulesaufgabe, den Patienten aufzuzeigen und mit ihnen zu erkunden, was alles in ihnen steckt, wie wertvoll und liebenswert sie sind. Ebenso ist es wichtig, Fehler und Schwächen als diese anzuerkennen, sie als menschlich zu akzeptieren und sich dafür nicht zu verurteilen. Unablässige und heftigste Selbstkritik ist bei Borderline-Patienten sehr häufig. Dieser sogenannte *Innere-Kritiker-Anteil* ist meist so stark ausgeprägt, dass das *freundlich sein mit sich selbst* oder *sich selbst mögen* jedenfalls zu Beginn der Therapie häufig sehr schwerfällt und nicht selten als verunsichernd erlebt wird. Es ist unbekanntes Terrain im Gegensatz zum *Kritiker*, der ist vertraut und deshalb auch so schwierig loszulassen. Dennoch gilt es, ihn rigoros zu bekämpfen, ihn *in die Wüste zu schicken*, ziehen zu lassen.

So interpretiere ich denn auch Lenas gewaltsamen Tod auf einer anderen Ebene. Der *Innere-Kritiker-Anteil* von Lena musste sterben, damit andere gesunde Anteile wachsen und die verletzlichen Anteile getröstet werden können. Lena wusste im Grunde, was sie brauchte- sie braucht eine tröstende verständnisvolle Stimme wie die von Reto, welche für sie da ist, ihr Halt und Sicherheit gibt und sie nicht im Stich lässt. Ziel einer Therapie ist, dass der Patient sich dies zunehmend selbst geben kann.

Ich weiß, dass dies nicht einfach ist, aber es ist möglich, manchmal nicht aus eigener Kraft, dann mithilfe eines Therapeuten. So möchte ich alle, die an psychischen Problemen leiden, ermutigen, nicht aufzugeben und an sich und eine Veränderung in ihrem Leben zu glauben. Und wenn Sie mal in Not sind, es gibt Hilfen, wieder aus der Krise zu kommen, Sie müssen da nicht alleine durch, nehmen Sie diese Angebote in Anspruch.

Bern im August 2020,

Dr. med. Claudia Frey

Notfallstellen (Auswahl)

Notfalladressen Schweiz:

Notfall (24 Stunden)

144 Sanität Notruf

117 Polizei Notruf

Beratungstelefonnummern:

147 Beratungstelefon für Kinder und Jugendliche bis 25 Jahre. 24 Stunden, gratis, anonym (dein Anruf erscheint nicht auf der Telefonrechnung deiner Eltern)

143 Die dargebotene Hand (für Erwachsene) 24 Stunden, 20 Rappen pro Anruf vom Festnetz, 70 Rappen pro Anruf aus Telefonkabine, anonym

0848 800858 Pro Mente Sana Beratungstelefon (Normaltarif) Mo., Di., Do. 9-12, Do. 14-17 Uhr Beratung für psychisch kranke Menschen und ihre Angehörigen, auf Wunsch anonym

0848 35 45 55 Elternnotruf für überforderte Eltern (24h)

Beratung im Internet:

www.143.ch Die Dargebotene Hand (für Erwachsene): Antwort innerhalb 48 Std.

Peer-Chat 147 Manchmal ist es einfacher, sich über die eigene Situation mit Gleichaltrigen auszutauschen. Oft haben sie ähnliche Erfahrungen gemacht oder kennen zumindest das Problem. Genau das kannst du im Peer-Chat: ohne Anmeldung, vertraulich und kostenlos. Für Jugendliche bis 25 Jahre

www.147.ch/de/dein-kontakt-zu-uns Wir sind für dich da. Beratung für Kinder und Jugendliche bis 25 Jahre: Chat, E-Mail, Telefon, SMS

seelsorge@seelsorge.net oder www.seelsorge.net persönliche Hilfe von Fachleuten aus verschiedenen Bereichen (Theologie, Psychologie usw.)

Notfalladressen Deutschland:

Notfall (24 Stunden)

112 Sanität Notruf

110 Polizei Notruf

Beratungstelefonnummern:

Telefonseelsorge (0800 111 0 111)

Nummer gegen Kummer (116 111)

Beratung im Internet:

www.telefonseelsorge.de (direkter Link für Suizid)

www.u25-deutschland.de speziell für junge Menschen unter 25 Jahren mit Suizidgedanken gibt es mit der sogenannten [U25-Helpmail] eine anonyme und kostenlose E-Mailberatung.

Notfalladressen Österreich:

Notfall (24 Stunden)

144 Sanität Notruf

133 Polizei Notruf

Beratungstelefonnummern:

Tel. 142 (Notruf), täglich 0–24 Uhr. Telefon-, E-Mail- und Chat-Beratung für Menschen in schwierigen Lebenssituationen oder Krisenzeiten.

Frauenhelpline Tel. 0800 222 555

Die Frauenhelpline gegen Gewalt bietet rund um die Uhr Informationen, Hilfestellungen, Entlastung und Stärkung – auch in Akutsituationen.

Männernotruf Tel.: 0800 246 247 der Männernotruf bietet Männern in Krisen- und Gewaltsituationen österreichweit rund um die Uhr eine erste Ansprechstelle.

Beratung im Internet:

Frauenhelpline: www.telefonseelsorge.at.

Männernotruf: www.maennernotruf.at.

Kinder- und Jugendliche: Die Website bittelebe richtet sich gezielt an Kinder und Jugendliche. Online unter bittelebe.at